国家中等职业教育改革发展示范学校教改创新示范教材

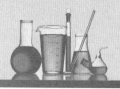

供护理、助产专业用

护理管理学

HULI GUANLIXUE

■ 主　编　冉国英

■ 副主编　曾建平

■ 参　编　（以姓氏笔画为序）

　　　　　陈红静　张晓英　殷金明

U0379342

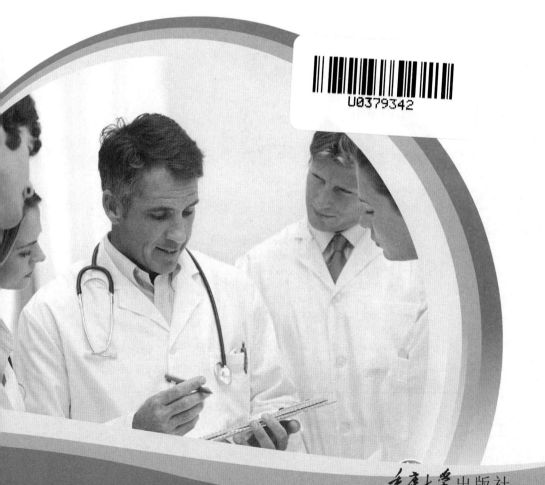

重庆大学出版社

内容提要

本书共 11 章,以管理过程方法中的管理职能学说为线索,紧密结合护理管理实践,形成整体框架。内容包括管理学的发展和基本原理,管理学的计划、组织、领导、控制四个基本职能,以及在护理质量管理等实践中的应用。本书具有两大特点:一是突出趣味性,增加"趣味引入",以富含管理哲理的趣味故事激发学生的学习兴趣,提高学习积极性。二是突出实用性,与国家护士执业资格考试接轨。本书以"必需、够用"为出发点,在编写上文字简洁、浅显易懂,使学生能看懂、读懂,利于学生学习。

本书适合全国各地中等职业学校护理、助产专业使用,也可作为广大临床护理、助产工作者的参考用书。

图书在版编目(CIP)数据

护理管理学/冉国英主编.—重庆:重庆大学出
版社,2014.7(2023.1重印)
国家中等职业教育改革发展示范学校教改创新示范教材
ISBN 978-7-5624-8145-4

Ⅰ.①护…　Ⅱ.①冉…　Ⅲ.①护理学—管理学—中等
专业学校—教材　Ⅳ.①R47

中国版本图书馆 CIP 数据核字(2014)第 079492 号

护理管理学

主　编　冉国英
副主编　曾建平
策划编辑:袁文华

责任编辑:袁文华　　版式设计:袁文华
责任校对:邹小梅　　责任印制:赵　晟

*

重庆大学出版社出版发行
出版人:易树平
社址:重庆市沙坪坝区大学城西路 21 号
邮编:401331
电话:(023) 88617190　88617185(中小学)
传真:(023) 88617186　88617166
网址:http://www.cqup.com.cn
邮箱:fxk@ cqup.com.cn(营销中心)
全国新华书店经销
重庆巍承印务有限公司印刷

*

开本:787mm×1092mm　1/16　印张:7.75　字数:193 千
2014 年 7 月第 1 版　2023 年 1 月第 3 次印刷
ISBN 978-7-5624-8145-4　定价:21.00 元

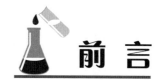 前言

　　教育部、人力资源社会保障部、财政部从2010—2013年组织实施国家中等职业教育改革发展示范学校建设计划,中央财政重点支持1 000所中等职业学校改革创新,形成一批代表国家职业教育办学水平的中等职业学校,大幅度提高这些学校办学的规范化、信息化和现代化水平,使其成为全国中等职业教育改革创新的示范、提高质量的示范和办出特色的示范,在中等职业教育改革发展中发挥引领、骨干和辐射作用。

　　2012年重庆市医药卫生学校成功申报第二批国家中等教育改革发展示范学校建设单位,护理是三个重点专业之一。示范校建设的重点任务是改革培养模式、办学模式、教学模式、评价模式,创新教育内容,加强师资队伍建设,完善内部管理。开发本书是创新教学内容的具体体现。我们在国家示范中职学校建设中,以护考为切入点,以"必需、够用"为出发点,组织教师开发了本书。

　　本书共11章,以管理过程方法中的管理职能学说为线索,紧密结合护理管理实践,形成整体框架。内容包括管理学的发展和基本原理,管理学的计划、组织、领导及控制四个基本职能,以及在护理质量管理等实践中的应用。本书在编写上文字简洁、浅显易懂,使学生能看懂、读懂,利于学生学习。

　　本书具有两大特点:一是突出趣味性。根据中职学生特点,趣味性是提高其学习积极性的重要方法。因此,在每章篇首增加"趣味引入",以富含管理哲理的趣味故事激发学生的学习兴趣,提高学习积极性,真正体现"在快乐中学习,在学习中掌握知识与技能"。二是突出实用性。在每章篇末增加思考与练习,思考题主要是拓展学生的思维,练习题与国家护士执业资格考试接轨,通过练习题,使学生进一步掌握知识,同时可作为学生执业资格考试复习使用。

　　本书由重庆市医药卫生学校长期从事临床及教学的老师共同编写,由冉国英担任主编,曾建平担任副主编,张晓英、陈红静和殷金明参与了编写。具体编写分工如下:前言、激励与沟通、控制、教学大纲由冉国英编写;绪论、管理理论的发展由曾建平编写;计划、组织由张晓英编写;护理人力资源管理、领导、医院感染的护理管理由陈红静编写;护理质量管理、护理安全管理由殷金明编写;全书最后由冉国英统稿。

　　本书在开发和编写过程中参考了大量相关资料,同时得到了校领导的大力支持,在此表示衷心的感谢! 由于经验不足和时间仓促,书中疏漏之处,恳请使用者提出宝贵意见和建议。

冉国英

2014年3月

目 录

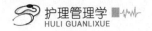

第一章 绪 论

第一节 管 理

管理作为一种社会活动,普遍存在于各个领域的各项工作之中。人类管理实践活动源远流长,从某种意义上讲,有了人类就有了管理活动。

一、概念

不同的角度有不同的定义。单就字面上理解,管理就是管辖和处理;从广义而言,管理是人类的一种有意义的、有目的行为,普遍存在于各个领域的各项活动中。

目前,国内外管理界对于管理的涵义公认的观点为:管理是管理者与被管理者共同实现既定目标的活动过程。

二、管理的基本特征

(一)管理的二重性

管理具有自然属性和社会属性。管理的自然属性,是指管理所具有的有效指挥共同劳动,组织社会生产力的特征。反映了管理的必然性,它不以人的意志而转移,也不因社会制

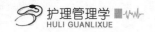

度、意识形态的不同而有所改变,它是一种客观存在。管理的社会属性反映了管理的目的性。管理作为人类的一种社会活动,体现出社会中不同阶级的意志,为不同的阶级利益服务,因此必然受到不同社会背景和阶级关系的制约。

(二)管理的普遍性

在人类活动的领域内,管理是普遍存在的。管理活动是协作活动,涉及人类每一个社会角落,它与人们的社会活动、家庭活动以及各种组织活动息息相关,从人类为了生存而进行集体活动的分工协作开始,管理便随之产生。

(三)管理的目的性

管理是人类一种有意识、有目的的活动。任何一项管理活动,都是为实现一定的管理目的而进行的。管理的目的性一般表现为社会劳动和社会团体的共同目的,而不是某个成员或管理者单方面的目的,否则就难以协作和进行有效的管理。

(四)管理或管理人员任务的共同性

组织内的管理人员虽然有不同等级、不同责任、不同的权力范围,但他们的任务具有共同性,他们的任务均为设计和维持一种体系,使全体工作人员能用尽可能少的支出(包括人力、物力、财力等),共同实现预期的目标。他们的基本职能也是相同的,包括计划工作、组织工作、领导工作、控制工作等。

(五)管理的科学性和艺术性

管理的科学性表现在管理活动的过程可以通过管理活动的结果来衡量,同时它具有行之有效的研究方法和研究步骤来分析问题和解决问题。管理的艺术性表现在管理的实践性上,在实践中发挥管理人员的创造性,并因地制宜地采取措施,为有效地进行管理创造条件。

管理的科学性和艺术性是统一的,科学性是艺术性的基础,艺术性是科学性的发挥。实践证明,高超的管理艺术来自于丰富的实践经验和渊博的科学知识。

三、管理的对象

(一)人

人是指从事社会活动的劳动者,包括生产人员、管理人员和技术人员。从长远的发展来说,还应包括预备劳动力的培养教育,以及整个人力资源的开发利用。

(二)财

财是指一个国家或一个组织在一定时期内所掌管和支配的物质资料的价值表现。对财力的管理要遵循经济规律,实施有效管理,合理使用资金。

(三)物

物是指对设备、材料、仪器、能源生产资料等的管理。管理上要做到保证供应、物尽其用,防止积压和浪费。

(四)时间

物质存在的一种客观形势,由过去、现在和将来构成连绵不断的系统。时间被视为一种特殊的有价值的资源,其价值分别被誉为生命、效率、金钱、财富等。高效能的管理应该考虑如何在尽可能短的时间内,充分利用时间做更多的事情。

(五)信息

信息是现代管理中不可缺少的要素,是管理工作的基本工具。信息贯穿于管理的全过程,互联网为信息资源全球共享搭建了服务平台。管理者要学会管理信息和利用信息。

四、管理的方法

(一)行政方法

行政方法是按照行政系统的隶属关系,以指令性的管理手段及下级服从上级为原则的行政组织规则来执行管理职能,从而实现管理目标的方法。行政方法是依靠权力和权威来规定人们的行动,具有一定的强制性。该方法有利于组织内部统一目标、统一行动,但应用不当会影响员工的积极性。因此,运用行政方法应建立在客观规律的基础上,发扬民主,听取意见,增强行政方法的科学性和合理性。

(二)经济方法

经济方法是运用经济手段和经济方法,特别是经济杠杆来调节国家、集体和个人之间的经济利益实施管理,从而实现管理目标的方法。其最显著的特征是以物质手段来调动人的积极性,如工资、奖金、罚金等。经济方法虽然是一个极为重要而有效的方法,但不是万能的,必须与其他方法有机结合,充分发挥各种方法的综合效应。

(三)法律方法

法律方法是用法律、法规、条令等方式采取的一种制约手段,具有严肃性、规范性、强制性的特点。用法律方法来解决管理问题也是在有限的范围内发挥作用,在法律之外还有思想认识、思维模式、人际关系等仍需要采用其他相应的方法来辅助解决。

(四)教育方法

教育方法是指管理者引导人树立正确的人生观、世界观和价值观,使受教育者改变行为,成为全面发展的劳动者,尽职尽责地做好工作。

(五)社会心理学方法

社会心理学方法是指将社会学、心理学的研究成果和方法运用于管理实践,充分调动人的积极性,提高管理效益。比如奖励理论、人的需要理论、人际关系理论的应用等。

此外,还有数学管理法、目标管理法、风险管理法等。随着科学技术的发展,还将会产生更多、更加科学的管理方法。

五、管理的职能

(一)计划职能

计划职能是全部管理职能中最基本的一个职能,是科学地预测和制定未来目标的行动方案。计划职能所强调的是选择适当的组织目标和能够实现组织目标的行动方案。

(二)组织职能

组织职能一方面是指为实施计划而建立的机构,另一方面是指为实现计划目标所进行的组织过程。组织工作的具体程序和内容包括组织设计、人员配置、组织变革三个方面。组织设计是为实现计划目标,设置相应的岗位和职务,形成不同工作部门;人员配置是对不同

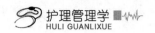
岗位所需人员进行恰当有效的选择、考评、培养和使用,将适当的人员安置在相关的岗位上;组织变革是组织活动及其环境的变化,对组织机构和结构作必要的调整。

(三)领导职能

领导职能是指用组织赋予的权利和自身素质去影响员工,为实现预期目标而共同努力的管理活动的过程。领导职能要求管理者要研究人的需要、动机和行为,挖掘组织成员的潜能,形成积极向上的团队。这与管理者的素质、领导行为与艺术、人际关系与沟通技巧、激励与处理冲突等方面密切相关。

(四)控制职能

控制职能是指对实现计划目标而进行的检查、监督和调整。包括根据计划检查、监督各部门、各环节的工作;判断工作结果与计划标准是否存在偏差;分析偏差原因,制定实施纠正偏差的措施并及时调整,以确保计划活动的顺利进行和计划目标的有效实现。控制职能强调建立准确的测评和监控系统,对组织目标的实现程度进行评价与校正。

以上四个职能是统一的有机整体,各项职能之间是相互联系、相互交叉着的循环过程。

六、管理的基本原理与原则

(一)系统原理和相应原则

1. 系统原理

系统原理是指运用系统理论,强调管理的每一个基本要素都不是孤立的,即在自己的系统之内,又与其他各系统发生各种各样的联系,是为达到现代化管理的优化目标必须遵循的一个原理。

2. 与系统原理相对应的管理原则

(1)整分合原则 是指在管理中把统一领导与分级管理有机地结合起来,在整体规划下明确分工,在分工基础上进行有效的综合。概括起来就是整体把握、科学分工、组织综合。

(2)能级原则 是指组织内的职权和责任应按照明确而连续不断的系统,从最高管理层一直贯穿到组织最低层,做到责权分明、分级管理,把合适的人放到合适岗位上,人尽其才。

(3)反馈原则 是指系统的输出反过来作用于输入,从而影响再输出。只有有效的信息反馈,才能进行正确的管理控制。因此,在管理活动中要十分重视反馈的作用,管理者要根据反馈结果及时调整管理策略与措施,使管理目标尽早实现。

(二)人本原理和相应原则

1. 人本原理

人本原理是以人为本的管理原理,要求管理者要将组织内人际关系的处理放在重要位置,把管理工作的重点放在激发被管理者的积极性和创造性上,努力为被管理者的自我实现要求的满足创造各种机会,将其作为组织得以发展的关键。根据人本管理原理,应使全体人员明确整体组织的目标,明确个人的职责,正确处理相互关系,积极地、主动地、有创造性地完成自己的任务。

2. 与人本原理相对应的管理原则

(1)行为激励原则 是管理者运用艺术手段激励组织成员发挥主动性和创造性,使之充满热情地、具有责任感地为实现组织目标而努力工作。如护士长与护士建立良好的人际关系,并为他们营造个人进取的机会,可大大激励其工作热情。

（2）参与管理原则 是提供机会让员工参加管理和决策,促使员工关心组织。如建立职工代表大会制度,护士参加护理质量促进小组,建立护士建议制度等。

（三）动态原理和相应原则

1. 动态原理

组织和管理处于动态变化的社会大系统中,由此带来管理主体、管理对象、管理手段和方法上的动态变化。为了保证组织在外界环境不断变化的情况下维持自身的稳定和发展,组织管理应该做到:随机制宜、原则性与灵活性相结合、有预见性和留有余地。

2. 与动态原理相对应的管理原则

（1）弹性原则 要求管理应具有伸缩性,要求管理者在进行决策和处理管理问题时要尽可能考虑多种因素,留有余地,以免出现被动管理的局面。同时,在组织机构的设计上,在管理层次和管理部门的划分上,也应富有弹性,使组织机构能适应环境的变化。

（2）随机制宜原则 要求在管理活动中应该从具体的实际情况出发,因时、因地、因人、因事不同而采取最适宜、最有效的处理方法。任何一种管理思想、管理理论和方法只适应于特定的管理活动中,不可能是能解决一切问题的灵丹妙药。

（四）效益原理和相应原则

1. 效益原理

效益原理是指在管理中要讲求实际效益,以最小的消耗和代价,获取最佳的经济效益和社会效益。效益原理要求每个管理者必须时刻不忘管理工作的根本目的在于创造出更多、更好的经济效益和社会效益,能为社会提供有价值的贡献,充分发挥管理的生产力职能。

2. 与效益原理相对应的管理原则

价值原则要求管理者应使用财力、物力、人力、时间和信息资源,以最少的耗费达到最高的效用,以满足服务对象的需要。提高服务价值的途径有五种:功能不变、降低费用;费用不变、提高功能;功能提高、费用降低;费用略有提高,功能大幅度提高;功能略有降低,费用大幅度下降。

第二节　管理学

管理学作为一门独立的学科,最早产生于西方发达的资本主义国家,其形成标志是19世纪末20世纪初泰勒科学管理理论的提出。

一、概念

管理学是自然科学和社会科学相互交叉产生的一门边缘学科,是一门系统地研究管理过程的普遍规律、基本原理和一般方法的科学。学习一般管理学是研究护理管理的基础。

二、管理学的研究对象及内容

（一）管理学的研究对象

根据管理的二重性,可以把管理学的研究对象从理论上概括为生产力、生产关系和上层建筑三个方面。

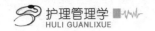
1. 生产力

主要研究生产力诸要素之间的关系,以求得最佳的经济效益和社会效益。例如,护理管理要研究在护理活动中,如何合理地组织具有一定理论和操作技术的护理人员与现有的仪器、设备、物资等劳动资料有效地结合,更好地服务于护理对象,以求得最佳的护理效果。

2. 生产关系

主要研究如何正确地处理组织内部人与人之间的相互关系;建立和完善组织结构以及各种管理体制,从而最大限度地调动各方面的积极性和创造性,为实现组织目标而服务。例如,护理管理要研究如何正确处理护理组织环境中护理管理者与护理人员之间、医护之间、护患之间以及护理群体与其他相关人员之间的关系;建立健全护理管理体制和组织结构,有利于护理工作的开展,调动护理人员、患者及相关人员的积极性等。

3. 上层建筑

主要研究如何使组织内部环境与组织外部环境相适应,使组织各项规章制度、劳动纪律与社会的政治、经济、法律、道德等上层建筑保持一致,从而维持正常的生产关系,促进生产力的发展。例如,护理管理要研究如何使护理组织内、外环境不断适应等问题,护理的各项规章制度、行为规范、价值观念等与社会道德要求、法律、经济发展等大环境保持一致,从而维持和促进护理事业的发展。

(二)管理学的研究内容

不同的分类方法研究的内容有所不同。根据管理要素分类,研究内容包括管理手段的结构、法和人三个要素以及管理内容的人、财、物、时间和信息五个要素。根据管理活动过程的职能分类,研究的内容包括计划工作、组织工作、领导工作、控制工作四项职能。

第三节　护理管理学

护理管理学既属于护理学学科范围,又属于管理学的范畴,是管理学的一个分支,是将管理学的原理和方法应用于护理领域的一门科学。

一、概念

世界卫生组织(WHO)对护理管理的定义是:护理管理是以提高人们的健康水平为目的,系统地利用护士的潜在能力和其他有关人员的作用以及运用设备、环境和社会活动的过程。

二、护理管理的特点

(一)广泛性

表现在护理管理范围的广泛和管理人员的广泛。护理管理的范围包括组织管理、人员管理、业务管理、质量管理、病区环境管理、经济管理、物资管理、教学和科研管理等。护理管理的人员除不同层次的护理管理者外,各个部门和各个班次的护理人员也都参与护理管理。这就要求护理管理者和护理人员都要学习护理管理知识,具备管理能力。

(二)综合性

管理学是一门综合性的应用学科,应用了多学科的研究成果,如经济学、心理学、行为科学、电子计算机等。护理管理学除具有管理学的特点外,还具有护理学科的特点和影响因素。

(三)独特性

现代护理学已发展成为一门独立的学科。护理工作的责任重大,连续性强,具有较强的科学性、技术性、服务性,人际沟通广泛,班次不规律,多为女性。护理管理必须适应这些特点,实施有效管理。

三、护理管理的重要性

(一)医院工作的重要组成部分

护理管理是医院管理的一部分,它使护理系统得到最优运转,提高护理质量,保证高质量医疗任务的完成。护理管理水平的高低直接影响医疗质量和医院的管理水平。

(二)促进护理质量的提高

护理管理与护理技术工作的作用同等重要,在护理工作中两者相辅相成,缺一不可。管理贯穿于护理工作所涉及的各个方面,良好的护理管理可以使护理系统得到最优的运转,获得最优的质量。在我国护理事业的发展过程中,提高护理专业技术水平十分重要,护理管理的加强和发展则是提高专业技术水平的主要前提和保障。

(三)促进护理学科的发展

管理是有效地组织共同劳动所必要的,它在现代社会中占有重要的地位和作用。科学技术决定生产力发展水平,如果没有相应的管理科学的发展,则会限制科学技术的发挥。有人将科学技术和管理科学比喻为推动现代社会发展的车轮,两者缺一不可。护理学科要获得飞速的发展,离不开管理科学。

四、护理管理学的研究方法

(一)研究护理管理学的基本方法

管理学产生于管理的实践活动,是管理实践经验的科学总结和理论概括。研究护理管理学必须坚持实事求是的原则,深入到管理的实践中进行调查研究、总结经验,并用判断推理方法,使实践上升成理论。

(二)通过管理职能研究护理管理

针对管理过程的四个职能,即计划职能、组织职能、领导职能、控制职能,把有关的管理知识囊括到各个职能中,分成几个相对独立的部分,选择研究课题,进行深入细致的研究。如各项职能的特点和目的;执行各项职能的方法,包括过程、技术、方法、步骤、技巧等,执行各项职能时的障碍及如何排除障碍等。

(三)通过吸收和运用各学科的知识研究护理管理

管理学的综合性要求能够掌握和运用同它有密切联系的学科知识,如哲学、政治经济学、社会学、心理学、法学、统计学等。管理学的边缘性要求组织各领域的专家协同进行研究。协同研究法最重要的是要有相互之间经常的思想交流,允许各种不同学术观点的争鸣,做到真正意义上的协同。

(四)结合我国国情研究护理管理

管理学既有科学性、技术性,又有社会性。学习中既要吸取先进国家管理中科学性的方

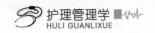
法,又要从我国实际出发,有分析、有选择地学习和吸收,形成和发展具有中国特色的护理管理学。

【思考与练习】1

一、思考题

1. 管理的主要目的是什么?

2. 管理学研究的内容有哪些?

二、单选题

1. 以下**不属于**管理对象的是(　　　)。
   A. 时间　　　　　B. 人　　　　　C. 财　　　　　D. 信息　　　　　E. 法

2. 管理的职能**不包括**(　　　)。
   A. 计划　　　　　B. 组织　　　　　C. 沟通　　　　　D. 领导　　　　　E. 控制

3. 关于管理的特征,以下描述**不正确**的是(　　　)。
   A. 管理只有在正式组织中才存在
   B. 管理具有自然属性和社会属性
   C. 任何一项管理活动,都是为实现一定的管理目的而进行的
   D. 管理具有科学性　　　　　E. 管理具有艺术性

4. 汽车闯红灯被罚款是应用了管理方法中的(　　　)。
   A. 思想教育方法　B. 行政方法　　C. 法律方法　　　D. 经济方法　　　E. 社会心理学方法

5. 管理的最主要因素是(　　　)。
   A. 人　　　　　B. 财　　　　　C. 物　　　　　D. 信息　　　　　E. 权力

6. 管理的首要职能是(　　　)。
   A. 组织职能　　　B. 领导职能　　C. 计划职能　　　D. 控制职能　　　E. 协调职能

7. 任何组织的管理活动都要经过计划、组织等管理过程,最有效地运用人力物力资源,以取得最佳的管理效益,这是管理的(　　　)。
   A. 自然属性　　　B. 社会属性　　C. 普遍性　　　　D. 艺术性　　　　E. 目的性

8. 管理者在用人时要人尽其才,以下管理原则与之符合的是(　　　)。
   A. 能级原则　　　B. 反馈原则　　C. 整分合原则　D. 弹性原则　　　E. 随机制宜原则

9. 依靠行政组织权威,通过命令、指示等手段指挥下属工作而实现管理目标的管理方法是(　　　)。
   A. 经济方法　　　　　　　　B. 法律方法　　　　　　　　　C. 行政方法
   D. 思想教育方法　　　　　　E. 社会心理学方法

10. 管理的二重性是指(　　　)。
    A. 人际关系和社会属性　　　　B. 人为属性和环境属性
    C. 自然属性和社会属性　　　　D. 客观性和自然属性
    E. 经济基础和上层建筑

第二章 管理理论的发展

第一节 古典管理理论

古典管理理论形成于 19 世纪末到 20 世纪初。在美国出现了以泰勒为代表的科学管理理论,在法国出现了以法约尔为代表的管理过程理论,在德国出现了以韦伯为代表的行政组织理论。

一、泰勒的科学管理理论

泰勒(Taylor F. W. 1856—1915),美国人,出生在美国费城一个富裕的律师家庭,大学时在哈佛大学修读法学,后因病辍学。他辍学后先后在米德瓦尔和伯利恒钢铁厂做工人,后升至总工程师。在工作中,他进行了"金属切削试验",研究每个金属切削工人每个工作日的合适工作量。1898 年,他又进行了著名的"铁锹试验",通过观察与测定工人用铁锹向货车铲料及搬运铁块,对铁锹的动作标准、铁锹负载、铁锹规格、工作环境等进行了研究,出色地提

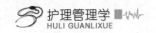

高了劳动生产率。1911年,泰勒出版了《科学管理原理》一书,该书的出版成为管理科学正式产生的标志,泰勒也因此被称为"科学管理之父"。

科学管理理论的主要内容有:

①效率至上。科学管理的中心问题是提高劳动生产率。

②挑选一流的人员。根据工作需要,挑选最合适该工作的一流人员。

③实行标准化管理。操作方法标准化、工具材料标准化、工作环境标准化(3S管理)。

④实行激励性报酬制度。根据工人的实际工作表现支付报酬(差别工资制)。

⑤劳资双方共同协作。劳资双方必须变相互指责、怀疑、对抗为互相信任,共同为提高劳动生产率而努力,从而使双方受益。

⑥实行计划职能与执行职能的分离。计划职能归专门的计划部门,工人则专门从事执行职能。

⑦实行"职能工长制"。一个工长承担一种管理职能,管理人员职能明确,容易提高效率。

⑧提出例外原则。高级管理人员把例行事务授权给下级管理人员,自己只处理例外事务。

二、法约尔的管理过程理论

法约尔(Henri Fayol,1841—1925),法国人,19岁便取得了矿业工程师资格,25岁被任命为矿井主管,31岁成为矿井总管,随后出任公司总经理30多年。他曾将濒临破产的公司变为成功的企业,他通过自己的管理实践及对管理过程的研究创立了管理过程理论。法约尔被称为"管理过程之父"。

法约尔和泰勒处于同一个时代,泰勒是作为普通工作进入工厂的,主要从事工程技术工作,着重研究生产过程中工人的劳动效率;而法约尔则进入企业开始,就参加了企业的管理集团,并在法国多种机构中从事过管理的调查和教学工作,所以他的管理理论着重于一般管理原理的探讨和高层管理效率的分析。

法约尔的管理过程理论观点集中体现在他于1916年出版的《工业管理与一般管理》一书中,其主要内容有三个方面:

①任何企业的经营都有六种基本活动,即管理活动、技术活动、商业活动、财务活动、会计活动以及安全活动。

②管理活动处于六种基本活动的核心地位,它有别于其他活动,由五种管理职能组成,即计划、组织、指导、协调和控制。

③成功的管理要遵循十四条原则,包括合理分工;权利和责任的一致;严明的纪律;统一指挥;统一领导;个人利益服从集体利益;个人报酬公平合理;集权与分权相适应;明确的等级制度;良好的工作秩序;公平公正的领导方法;人员任用稳定;奖励员工的创造精神;增强团体合作和协作精神。

三、韦伯的行政组织理论

马克斯·韦伯(Max Weber,1864—1920),德国人,社会学家。他在管理思想上提出了

"理想的行政组织体系理论"。他认为高度集中的、正式的、非人格化的理想的行政组织管理体制是达成组织目标、提高组织绩效的有效形式。在西方管理学界,韦伯被称为"组织理论之父"。

在他的代表作《社会组织与经济组织理论》中,他提出了"理想的行政组织体系",特点包括:明确的职位分工;至上而下的权利等级系统;人员任用通过正式考评和教育实现;严格遵守制度和纪律;建立理性化的行动准则,工作中人与人之间只有职位关系,不受个人情感和喜好的影响;建立管理人员职业化制度,使之具有固定的薪金和明文规定的晋升制度。

第二节　行为科学管理理论

行为科学管理理论产生于 20 世纪 20—30 年代。它应用了心理学、社会学、人类学及其相关科学,着重研究组织中的人的行为规律,发现人类行为产生的原因及人的行为动机的发展变化。研究改善组织中人与人的关系和激励人的积极性,以提高劳动生产率。

一、人际关系学说

(一)霍桑试验

1924 年,美国哈佛大学教授乔治·埃尔顿·梅奥等人在美国芝加哥郊外的西方电器公司的霍桑工厂进行的研究。试验分为四个阶段:

第一阶段(1924—1927 年):照明试验。试验假设"提高照明度有助于减少疲劳,使生产效率提高"。经过两年多的试验发现,照明度的改变对生产效率并无影响。此试验似乎以失败告终。

第二阶段(1927—1928 年):福利试验。目的是查明福利待遇的变换与生产效率的关系。经过两年多的实验发现,不管福利待遇如何改变,包括工资支付办法的改变、优惠措施的增减、休息时间的增减等,都不影响产量的持续上升,甚至工人自己对生产效率提高的原因也说不清楚。进一步分析发现,导致生产效率提高的主要原因有:参加试验的光荣感;成员间良好的相互关系。

第三阶段(1928—1931 年):访谈试验。最初想法是要个人就管理当局的规划和政策、工头的态度和工作条件等问题作出回答,但这种规定好的访谈计划在进行过程中却大出意料之外,工人想就工作提纲以外的事情进行交谈。访谈者了解之后,及时调整计划,改为事先不规定内容,每次访谈的平均时间从 30 min 延长到 1~1.5 h,多听少说,详细记录工人的不满和意见。访谈计划持续了两年多。工人的产量大幅提高。工人们长期以来对工厂的各项管理制度和方法存在许多不满,无处发泄,访谈计划的实行恰恰为他们提供了发泄机会。

第四阶段(1931—1932 年):群体试验。选择 14 名男工人在单独的房间里从事工作。对这个班组实行特殊的工人计件工资制度。实验者原来设想,实行这套奖励办法会使工人更加努力工作,以便得到更多的报酬。但观察结果发现,产量只保持在中等水平上,每个工人的日产量都差不多,而且工人并不如实报告产量。调查发现,这个班组为了维护他们群体的利益,自发地形成了一些规范。如谁也不能干得太多突出自己,也不能干得太少影响产量;不准向管理当局告密;如违反,轻则挖苦谩骂,重则拳打脚踢。进一步调查发现,工人们

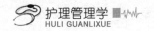
之所以维持中等水平的产量,是担心产量提高,管理当局会改变现行激励制度,或裁减人员,使部分工人失业,或者会使干得慢的伙伴受到惩罚。这一试验表明,为了维护班组内部的团结,工人可以放弃物质利益的引诱。由此提出"非正式组织"的概念。同时,加强了内部的协作关系。

(二)人际关系学说

通过霍桑试验,梅奥等人提出了人际关系学说。主要内容为:

①工人是"社会人",不是"经济人",其工作态度受社会和心理因素的影响。

②生产效率主要取决于员工的积极性、员工的家庭和社会生活、组织内部人与人的关系。

③组织中存在着非正式组织,它影响着组织的运行和组织成员的行为,从而影响劳动生产率的提高。

④领导者应多与员工沟通,善于倾听其意见,尽可能满足其需求,提高满意度。

二、人性管理理论

麦格雷戈(Douglass Mc-Gregor,1906—1964),美国社会心理学家。在进行了大量研究的基础上,于1957年提出了两大类可供选择的人性观。

(一)X 理论

X 理论对人性的假设是:人生来好逸恶劳,所以常常逃避工作;人生不求上进,不愿负责,宁愿听命于人;人生以自我为中心,漠视组织的需要;人习惯于保守,反对改革,把个人安全看得高于一切;只有少数人才具有解决组织问题所需要的想象力和创造力;人缺乏理性,容易受骗,随时被煽动者当成挑拨是非的对象,做出一些不适宜的举动。

基于以上假设,以 X 理论为指导思想的管理工作要点是:管理者应以利润为出发点来考虑对人、财、物等生产要素的应用;要有严格的管理制度和法规,处罚和控制是保证组织目标实现的有效手段;管理者要把人视为物,把金钱当成人们工作的主要刺激手段。

(二)Y 理论

Y 理论对人性的假设是:人并非天生懒惰,要求工作是人的本能;一般人在适当的鼓励下,不但能接受责任而且愿意承担责任后果;外力的控制和处罚不是使人们达到组织目标的唯一手段,人们愿意通过实行自我管理和自我控制来完成相应目标;个人目标和组织目标可以统一,有自我实现要求的人往往以达到组织目标为个人报酬;一般人具有相当高的解决问题的能力和想象力,只是一般人的智力潜能没有得到充分发挥。

基于以上假设,以 X 理论为指导思想的管理工作要点是:管理要通过有效的综合运用人、财、物等要素来实现组织目标;人的行为管理任务在于给人安排具有吸引力和富有意义的工作,使个人需要和组织目标尽可能地统一起来;鼓励人们参与自身目标和组织目标的制订,信任并充分发挥下属的自主权和参与意识。

第三节　现代管理理论

现代管理理论是在第二次世界大战后,随着社会生产力的发展以及社会学、系统科学、电子计算机技术在管理领域中日益广泛的应用而逐渐形成。它不只是一种管理理论,而是对各种不同管理学派理论的统称。

一、管理过程学派

该学派主要研究管理的过程和职能,主要代表人物是哈罗德·孔茨(Harold Koontz),美国人。管理的过程和职能包括计划、组织、人事、领导和控制。

二、行为科学学派

该学派以人与人之间的关系为中心来研究管理问题,注重人性问题。主要代表理论有马斯洛的需要层次论、赫茨伯格的双因素理论、麦格雷戈的 X—Y 理论,以及日裔美籍管理学家威廉大内的 Z 理论。

三、权变理论学派

该学派主要代表人物是英国管理学家琼·伍德沃德(Joan Woodward)。该学派强调,鉴于管理工作的复杂性和企业外部环境的变化性,不存在一种固定、一成不变、放之四海皆准的管理模式。管理者应该因时、因地、因人制宜地选择合适的管理模式和方法。

四、管理科学学派

管理科学学派又称数学学派或数理学派,其代表人物是伯法(E. S. Buffa),美国人。主张建立各种数学模型和决策程序,以增加管理决策的科学性。重点研究管理的操作方法和作业方面的问题,包括统计学的应用、最优化决策数学模式、信息处理模式和计算机的应用等,其目的是降低不确定性,寻找管理的定量化。

五、经验管理学派

经验管理学派又称为案例学派,以戴尔(Ernest Dale)和德鲁克(P. F. Drucker)等为代表。他们主张从管理者的实际出发,特别是从成功管理者的经验中去寻找管理活动的一般规律和共性的内容,并使其系统化、理论化,从而指导其他的管理人员和管理工作。该学派的案例教学法在培养高层次的管理人员方面取得了良好效果,是目前在 MBA 教学中较为广泛采取的方法。

研究管理理论,并应用于护理管理实践,需要学习国内外研究的理论成果,重视发展动向,结合我国护理专业的实际情况,创建适合我国国情的护理管理理论。

【思考与练习】2

一、思考题

1. 泰勒科学管理理论的主要内容有哪些?

2. 人际关系学说的主要观点有哪些?

二、单选题

1. 被称为"科学管理之父"的是(　　)。
   A. 泰勒　　　　B. 韦伯　　　　C. 梅奥　　　　D. 马斯洛　　　　E. 法约尔

2. 被称为"管理过程之父"的是(　　)。
   A. 泰勒　　　　B. 韦伯　　　　C. 梅奥　　　　D. 马斯洛　　　　E. 法约尔

3. "霍桑实验"是由哪位管理学家主持的?(　　)
   A. 法约尔　　　B. 梅奥　　　　C. 马斯洛　　　　D. 卢因　　　　E. 麦格雷戈

4. 科学管理理论是古典管理理论之一,科学管理的中心问题是(　　)。
   A. 提高劳动效率　　　　　　　B. 提高工人的劳动积极性
   C. 制订科学的作业方法　　　　D. 提高工人的待遇
   E. 降低劳动成本

5. 梅奥等人通过霍桑试验得出的结论:人们的生产效率不仅受物理、生理因素的影响,还受到社会环境、社会心理因素的影响。由此创立了(　　)。
   A. 行为科学学说　　　　　　　B. 人文关系学说
   C. 人际关系学说　　　　　　　D. 群体力学理论
   E. 科学管理理论

6. Y理论与X理论的不同观点是(　　)。
   A. 人生来好逸恶劳,喜欢逃避工作　　　　B. 做事非常理性,不易上当受骗
   C. 不愿负责　　　　　　　　　　　　　　D. 习惯于保守,反对改革
   E. 不求上进

7. X理论的代表人物是(　　)。
   A. 梅奥　　　　B. 麦格雷戈　　　C. 卢因　　　　D. 西蒙　　　　E. 韦伯

8. 科学管理的代表人物是(　　)。
   A. 泰勒　　　　B. 法约尔　　　C. 韦伯　　　　D. 梅奥　　　　E. 西蒙

9. 为提高劳动生产效率,就必须采取强制、监督、惩罚的方法。麦格雷戈把这种理论称之为(　　)。
   A. Z理论　　　B. Y理论　　　C. X理论　　　D. 超Y理论　　　E. 超Z理论

10. 差别计件工资制是哪个管理理论的内容之一?(　　)
    A. 泰勒的科学管理理论　　　B. 法约尔的一般管理理论
    C. 韦伯的行政管理理论　　　D. 现代管理理论
    E. 群体动力学理论

第三章 计 划

父子打猎

有一天,父子四人去沙漠猎杀骆驼。到达目的地后父亲首先问老大:"你看到了什么?"老大答:"我看到了猎枪、骆驼,还有一望无际的沙漠。"父亲摇摇头说:"不对。"又以同样的问题问老二。老二答:"看到了我们四父子、猎枪和沙漠。"父亲又摇头说:"不对。"最后以同样的问题问老三。老三答:"我只看到了骆驼。"父亲高兴地说:"你答对了。"

管理启示:若想走上成功之路,首先必须有明确的目标。目标一旦确立,就要集中精力,勇往直前。

第一节 计划概述

计划工作是管理过程的首要职能,也是最基本、最重要的一个职能。计划是组织为实现目标而对未来行动所作的综合的统筹安排,是组织未来活动的指导性文件。

一、概念

计划有广义和狭义之分。广义的计划是指制订、实施、检查评价三个阶段的工作过程。狭义的计划工作则是指制订计划,它是指根据环境的需要和组织自身实际情况,通过科学的预测和决策,设计未来一定时期所要达到的目标和实现目标的方法。本章所研究的是狭义的计划职能。

二、计划的类型

(一)按计划的时间长短分类

1. 长期计划

一般指 5 年以上的计划。由高层管理者制订,多为重大的方针、策略。如某医院创建三

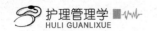
级甲等医院达标计划。

2. 中期计划

一般指 2~4 年的计划。由中层管理者制订,要注意与长期计划和短期计划的衔接。如创建三级甲等医院达标计划中的人员配备、培养计划等。

3. 短期计划

一般指 1 年或 1 年以下的计划。由基层管理者制订。如病房护理的年度计划、月计划。

(二)按计划的规模分类

1. 战略性计划

战略性计划是指决定这个组织的目标和发展方向的计划。由高层管理者制订,它着眼于组织整体的、长远的安排。一旦确定,不易更改,在较长时间内决定组织资源的运动方向,影响组织的各个方面。如医院护理人才队伍建设规划等。

2. 战术性计划

战术性计划是指针对具体工作问题,在较小范围和较短时间内实施的计划。具有灵活性的特征,是战略性计划执行的具体保证。如护士排班计划、设备维护计划等。

(三)按计划的约束程度分类

1. 指令性计划

指令性计划是指由主管部门确定,以指令的形式下达给执行单位,规定出计划的方法和步骤,要求严格遵照执行的具有强制性的计划。如政策、法规。

2. 指导性计划

指导性计划是指上层管理阶层下达给各执行单位,需要以宣传教育以及经济调节等手段来引导其执行的计划。一般只规定完成任务的方向、目标和指标,对完成方法不作强制性规定。如各科室业务学习计划。

三、计划工作的原则

(一)目标可考核性原则

制订计划时,要求提出的目标是具体的、可测量的、可考核的。如本年度达到 30% 按护理程序进行整体护理。

(二)领先的原则

管理者应使计划职能先于其他职能,避免无计划的工作。

(三)先进、合理、积极可靠的原则

提出的计划要量力而行,要根据实际需要,与组织自身状况、执行计划的资源条件相平衡。积极可靠的计划可激励组织和工作人员,反之则会挫伤职工的积极性。

(四)弹性原则

由于未来有一定的不确定性,在制订计划时,尽可能多地预见在实施过程中可能出现的问题,并且制订出具体的应变措施。即计划要留有余地,要有弹性。

(五)改变航道的原则

计划是针对未来制订的,而未来含有很多不确定因素,因此,在执行中需定期检查,必要

时改变航道,修订计划。

四、计划的步骤

(一)分析形式

分析形式是计划工作的第一步,是对系统或组织现存形式的分析和估量。通过社会调查,评估组织的现状以及获取未来发展的背景材料(如社会需求、组织的资源情况、服务对象的需求),使计划建立在充分了解情况的基础之上。

(二)确定目标

目标是组织在限定时间内所要获得的效果。明确的目标应包括时间、数量、质量三方面的内涵。

(三)思考计划工作的前提

计划工作的前提是指计划工作的假定条件,即执行计划时的预期环境。包括外部和内部环境,例如医院的外部环境(经济、人口、风俗、政策、法令、卫生需求等)需要充分估计;医院的内部环境(本单位的条例、人力、物资、经费等)需要进行充分的预测。

(四)确定备选方案(数种)

根据目标提出几个备选方案,在分析的基础上从中选出一个或几个方案,提供进一步参考。

(五)比较方案

将几个备选方案的前提条件和目标权衡,分析其优缺点。

(六)选定方案

选定方案是计划工作的关键。通过分析、比较,排列优先次序,选择出可行性强、满意度高、低投入和高产出的方案的过程。

(七)制订辅助计划

在选定了基本方案后,即要制订总计划下的分计划,以辅助和扶持该方案的实施。

(八)编制预算

选定方案后,将计划转化为预算。预算是数字化的计划。编制预算实质上是资源的分配计划,包括人员、设备、经费、时间等。

第二节　目标管理

目标管理的思想是由著名的美国管理学家德鲁克(P. F. Drucker)于 20 世纪 50 年代在其名著《管理实践》中最先提出的。它是现代管理中一种先进的管理制度和管理方法。

一、概念

目标管理是指上级和下级共同制订目标,通过上下级协调、员工参与来达成这些目标,并实现员工的自我评价、自我控制。目标管理对充分调动组织内成员的积极性、创造性,加

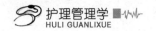
强组织全面计划管理,提高组织经济效益和社会效益均有重大意义。

二、目标管理的步骤

(一)制订目标

1.高层管理制订总目标

上级组织制订总目标需要与下属充分讨论研究,增强下属责任感。

2.下属及个人制订分目标

在总目标指导下制订分目标,分目标的制订要保证总目标的实现。一般目标不宜过多,尽量使目标具体化、定量化。

3.对每个目标进行审核

目标的内容要具体、实际、有时限、有主次,最好能量化。目标制订要适当,过高则下属完成困难大而失去信心;过低则不具有挑战性。

(二)组织实施

组织实施主要是指由执行者自我管理、自行解决完成目标的方法和手段。上级管理者主要是指导、支持、协助、提出问题、提供信息以及创造良好的工作环境。

(三)检查结果

在目标到达预定期限后,应及时检查并评价目标完成情况。可以采取以下程序:

①自检。先由目标实施者进行自检。

②商谈。管理者检查后,采取商讨形式,对实施者的自检结果提出看法,为下一步制订更高目标提供参考依据。

③评价。通过评价,将目标最终结果与成绩评价(人事考核)结合起来,给予相应的奖惩,如工资、奖金、职务的提升和降免等。

④新循环。再次制订新目标,开始新循环。

三、目标管理的优缺点

(一)目标管理的优点

1.是一种科学、有效的管理方法

目标管理使各项活动的目的都很明确,避免搞形式主义,往往会带来良好的绩效,起到立竿见影的效果。

2.激发员工的自觉性和积极性

由于目标是经过协商的,能使组织内成员明确自己的工作在整体工作中的地位和作用。通过目标与奖励,将个人利益与组织利益紧密联系在一起,员工从被动听从命令和指示变成积极的工作者。另外,目标管理的评价标准是目标的达成程度,这种评价公正、客观。总之,目标管理实现了"三全",即全员参与、全员保证、全员管理,显著提高了管理成效。

3.有利于控制

目标管理使考核标准明确,并作为管理者监控的标准,通过定期检查、督促、反馈、小结可及时发现偏差,给予纠正和调整,做到有效控制。

(二)目标管理的缺点

1. 难以确定适当的目标

许多岗位难以使目标具体化和定量化(如责任心);下级对整体目标与个人目标的关系未理清;组织在结构上、制度上以及职权上存在的问题等都会增加目标制订的难度。

2. 缺乏灵活性

目标管理在制订后不宜更改,否则会导致各级目标及个人目标要求前后不一致,造成连锁性的工作困难。

3. 限制管理者水平的发挥

目标管理注重短期或可见性问题的处理,而忽略了管理者应急事件的处理、压力处理和组织间协作等能力培养。由于目标管理特别重视工作结果,因而容易忽视常规工作的管理,可能致使工作秩序混乱。

第三节 时间管理

管理者应使用时间管理的方法管理有限的时间,决定什么事该做,什么事不该做,提高时间的利用率和有效性,以完成既定的组织目标和个人目标。

一、概念

时间管理是指在同样的时间消耗情况下,为提高时间的利用率和有效率而进行的系列控制工作,包括对时间的计划和分配。

二、ABC 时间管理法

美国企业顾问艾伦·莱金建议,为了有效地管理和利用时间,提倡编制每天工作时间表。他认为管理者每天的事情很多,可把事情分成 A、B、C 三类,A 类最重要,B 类次之,C 类不重要(可以放一放)。管理者要将时间用于最重要的事情上,要有勇气机智地拒绝不必要的事。

(一)ABC 时间管理法的核心

ABC 时间管理法的核心是抓住关键因素,解决主要矛盾,保证工作重点,兼顾一般工作。ABC 时间管理法的特征及管理要点如表 3.1 所示。

表 3.1 ABC 时间管理法的特征及管理要点

分类	占工作总量的百分比/%	特征	管理要点	时间分配
A 类	20~30	(1)最重要 (2)最迫切 (3)后果影响大	重点管理 (1)必须做好 (2)现在必须做好 (3)最好亲自去做	占总工作时数的60%~80%
B 类	30~40	(1)重要 (2)一般迫切 (3)后果影响不大	(1)一般管理 (2)亲自去做 (3)授权	占总工作时数的40%~20%

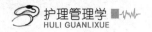

续表

分类	占工作总量的百分比/%	特征	管理要点	时间分配
C类	40～50	(1)无关紧要 (2)不迫切 (3)后果影响小	不必管理	0

(二)ABC 时间管理的步骤

①列出清单。在每天工作前列出全天工作清单。

②归类、排序。对清单上的工作归类,常规工作(如召开班会、核对医嘱等)按程序办理。根据事件的重要性、紧急性确定 ABC 顺序。

③填写分类表。按 ABC 类别分配工作项目、各项工作预计的时间并进行记录。记录表式样如表3.2所示。

④实施。首先全力投入 A 类工作直到完成;取得效果再转入 B 类工作,若有人催问 C 类工作时,可将它纳入 B 类;大胆减少 C 类工作,避免浪费时间。

⑤总结。每日进行自我训练,并不断总结评价,将会利于节约时间。

表3.2 效率手册记录表

	上　午	工作项目	下　午	工作项目
9月1日	8:00— 9:00— 10:00— 11:00—		1:30— 2:30— 3:30— 4:30—	
9月2日	8:00— 9:00— 10:00— 11:00—		1:30— 2:30— 3:30— 4:30—	

【思考与练习】3

一、思考题

1. 计划工作的步骤有哪些?

2. 目标管理有哪些优缺点?

二、单选题

1. 在制订计划时尽可能预见可能发生的情况,并留有余地,体现了管理的(　　)。

　　A. 反馈原则　　　　　B. 能级原则　　　　　C. 动力原则

　　D. 弹性原则　　　　　E. 效益原则

2. 关于目标管理的描述,下列哪一项是<u>错误的</u>?(　　)

A. 有利于提高生产力　B. 注重绩效评价　　　C. 具有灵活性

D. 属于主动参与管理　E. 重视人的因素

3. 最重要的时间管理意义是(　　)。

A. 及时处理突发事件　B. 有规划性　　　　　C. 有利于过程监督

D. 提高工作效率　　　E. 提高管理能力

4. 下列有关 ABC 时间管理法的叙述**不正确**的是(　　)。

A. 每日工作前"列出日工作清单"　　　　　B. 根据事务的重要性规定优先顺序

C. A 级事务都是必须在短期内完成的任务　D. 同时兼顾 C 类工作,不应减少

E. 工作结束时,评价时间应用情况

5. 管理的首要职能是(　　)。

A. 决策　　　　　　　B. 执行　　　　　　　C. 控制

D. 组织　　　　　　　E. 计划

6. 计划工作的核心问题是(　　)。

A. 估量形式　　　　　B. 明确宗旨　　　　　C. 制订目标

D. 择优　　　　　　　E. 编制预算

7. 计划中的五个"W",**不包括**(　　)。

A. why　　　　　　　B. which　　　　　　C. who

D. when　　　　　　　E. where

8. 在 ABC 时间管理法中,管理者对 A 类工作应(　　)。

A. 亲自去做　　　　　B. 授权去做　　　　　C. 有时间才做

D. 不必花时间去做　　E. 占每日工作时间的 40% ~ 50%

9. 计划工作的起点是(　　)。

A. 确定目标　　　　　B. 估量机会　　　　　C. 确定前提

D. 拟订备选方案　　　E. 确定备选方案

10. 在 ABC 时间管理法中,属于 B 类工作的是(　　)。

A. 最重要的工作　　　B. 必须完成的工作　　C. 很想完成的工作

D. 不太重要的工作　　E. 可暂时搁置的工作

第四章 组 织

第一节　组织概述

　　组织工作是一项重要职能,为实现既定的工作目标,必须设计和维持一种组织结构及相互之间的关系,使人们为实现组织目标而协调有效地工作。

一、概念

　　组织有两种含义:一是把组织理解为一个单位或团体,是名词。另一种是把组织理解为使某项活动正常进行下去所做的一切工作,是动词。名词意义上的组织有广义和狭义之分,本章所研究的是名词意义上狭义的组织。

　　从狭义上来说,组织是指人们为实现一定的目标,相互协作结合而成的集体或团体,如党团组织、工会组织等。它是职、责、权、利四位一体的机构。它强调两点：第一，组织必须有一定的共同目标，如医院的目标是以病人为中心，满足人们的健康需要；第二，组织必须有不同层次的权力和责任制度。为了实现共同目标，就要赋予各部门及个人相应的权力，同时也必须明确责任。

二、组织的分类

从管理的角度和组织的形成方式来分，可分为正式组织和非正式组织。

（一）正式组织

正式组织是指在组织设计中，为了实现组织的总目标而成立的功能结构，这种功能结构或部门是组织的组成部分，并有明确的职能（如医院、学校、企业的销售部门和生产部门等）。正式组织一般有组织系统图、组织章程、职位及工作标准说明的文件。正式组织的结构、员工的权力和义务均由上一级管理部门规定。正式组织的活动要服从所属机构的规章制度和组织纪律。

（二）非正式组织

非正式组织是指不由主管部门规定，而是由地理相邻、兴趣相似或利益相同等而自然形成的群体（如医院、工厂、学校、机关中的业余合唱团或同乡会等）。非正式组织不一定有明确的规章制度，但有不成文的奖惩办法；组织的领袖不一定有较高的地位和权力，但一定有较强的实际影响力。

但是，在任何正式组织中都必然存在着非正式组织。组织工作应重视非正式组织。非正式组织对组织目标的实现有积极推动作用，也可能成为组织目标实现的障碍。管理者要善于引导其发挥积极作用。

第二节　组织结构

一个组织的结构类型是根据需要和组织环境特点而选定的，并随着社会发展和组织环境的变化而变化。组织结构是否科学合理将对组织目标的实现产生重大影响。

一、概念

组织结构是由工作任务和责任关系，以及连接组织各部门的沟通渠道所构成的系统模式，是整个管理系统中的框架。

二、组织结构的类型

（一）直线型组织结构

直线型结组织构又称单线型组织，是最简单的一种组织类型，如图 4.1 所示。它有一个纵向的权力线，从最高层领导逐步到基层一线管理者，从而构成直线结构。这种结构的特点是组织的各层次管理者行使该层次的全部管理权利。优点是组织结构比较简单，各部门目标清晰，个人责任和权限明确，联系简捷。缺点是当组织规模较大、业务较复杂时，由一人承

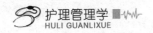

担管理工作比较困难;由于权力高度集中,易造成掌权者主观专断、权力滥用的倾向;各部门较关心的是本部门的工作,部门间协调较差。

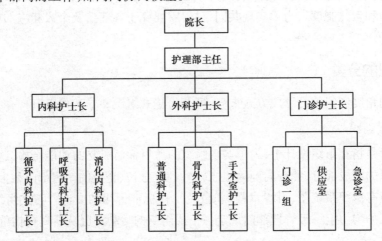

图4.1　直线型组织结构

(二)职能型组织结构

职能型组织结构又称多线型结构,如图4.2所示。这种结构是在上层主管下面设立职能机构和人员,把相应的管理职权交给这些机构,各机构在自己的业务范围内可以向下级下达命令和指示,直接指挥下属。优点是管理分工较细,能充分发挥职能部门的专业管理作用,减轻上层管理者的负担。缺点是多头领导,妨碍组织的统一指挥;过分强调专业化,使管理人员忽略专业外的学习,不利于培养高层的管理者;各职能机构横向联系较差;环境变化时适应性较差。实际工作中,纯粹的此类结构较少。

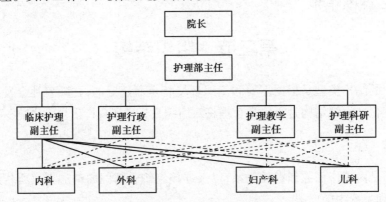

图4.2　职能型组织结构

(三)直线—职能参谋型组织结构

直线—职能参谋型组织结构是实际工作中应用最多的一种类型,如图4.3所示。这种结构的特点是把管理机构分为直线指挥部门和职能参谋部门两类。直线指挥人员在分管的职责范围内有一定决定权,对下属进行指挥和命令,并对部门的工作负全部责任。职能参谋人员对下属直线部门只能提建议和业务指导,在特殊情况下也可指挥下属,并对直线主管负责。优点是既可统一指挥、严格责任制,又可发挥职能人员的作用。

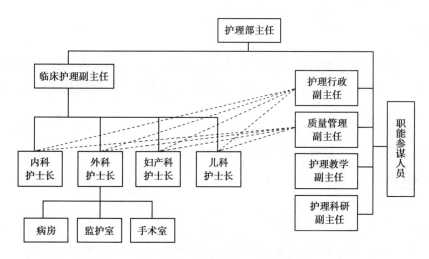

图 4.3 直线—职能参谋型组织结构

(四)矩阵型组织结构

矩阵型组织结构是一种按组织目标管理与专业分工管理相结合的组织结构,如图 4.4 所示。这种结构的特点是命令路线有纵横两个方面:纵向是直线部门管理者的指挥权,横向是按职能分工的管理者的指挥权。成员要接受纵横两向不同方面的领导。优点是加强了纵向与横向的联系,灵活性较强,发挥了专业人员的作用,有较大的机动性和适应性。缺点是稳定性较差。

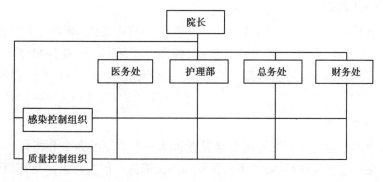

图 4.4 矩阵型组织结构

(五)委员会

委员会常与上述组织机构相结合发挥组织的功能,主要起咨询、合作和协调作用,是由来自不同部门的专业人员和相关人员组成,研究各种管理问题。医院常使用此形式,如医院感染管理委员会、护理教育委员会、质量管理委员会、职称评审委员会。

第三节 组织设计

组织设计是一个动态的工作过程,是有效管理的手段之一。通过组织设计,可以协调组织内各成员、各部门之间的关系,明确组织的沟通渠道,减少组织中各部门及成员之间的摩擦和矛盾,使组织内各级目标、责任、权力等要素发挥最大的效应,从而提高组织的整体功能。

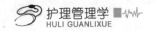

一、概念

组织设计是指管理者将组织内各要素进行合理组合,建立和实施一种特定组织结构的过程。组织设计主要解决的是管理层次的划分、部门的划分、职权的划分三个主要问题。

二、组织设计的内容

组织设计的内容包括职务设计、群体工作设计和组织结构设计。

(一)职务设计

职务设计又称个体工作设计。

(二)群体工作设计

由于有些工作性质的不同,需要组成群体才能完成。如病房的护理工作等。

(三)组织结构设计

组织结构设计是组织设计的核心。组织结构设计应根据组织承担任务量的大小和特点、技术复杂性、内外环境等多因素考虑。前面的组织结构基本类型可作为组织结构设计的参考。

三、组织设计应遵循的原则

(一)劳动分工原则

组织中的成员是为了一个共同目标而工作,要提高管理效能,就需要坚持分工协作的原则。分工是把组织的任务和目标,分成各层次、各部门及每个人的任务和目标,明确其在实现组织目标中应承担的工作职责和拥有的职权。协作包括部门之间和部门内部的协调关系与配合方法。

(二)统一指挥原则

统一指挥原则是指每个下属应当而且只能听从一个上级的命令和指挥,只有这样才能使上级的指示更好地贯彻执行,避免多头领导和多头指挥。但实行统一指挥原则,并不是把一切权力都集中在组织最高管理层,管理者必须把一定权力授予能够胜任的下属,即应当既有集权又有分权。

(三)职责与职权一致原则

职责与职权一致原则是指在组织设计中,每一个职位的职权应当与职责相匹配,职权越大,其职责越大。职权与一定职位相关,而与该职位某个人的特性没有关系,任何任职者离开了原职位,都不再享有该职位的任何权力。责任、权力、利益三者之间不可分割,必须是协调、平衡和统一的。否则责权分离、责权不对等,或责权利不协调、不统一等,都会使组织结构不能有效运行,难以完成任务目标。

(四)管理宽度原则

管理宽度是指一个管理人员直接有效地监督、指挥、管辖其下属的人数。一般层次越高,管理下属的人数相应减少,以保证有效管理。通常高层管理者与被管理者人数之比为

1∶(4~8),而基层则为1∶(8~15)。最好根据不同的人和不同的环境确定管理宽度。管理宽度过小,会导致机构臃肿,人浮于事,造成人力资源浪费;管理宽度过大,会造成管理者工作量过多,导致工作失控。

(五)管理层次原则

层次是从上级到下级建立明确的职责、职权的正式层级。每个组织都有层次结构,管理层次的多少应根据组织的任务量与组织规模的大小而定。应尽量减少管理层次,层次过多,对上传和下传的沟通不利,管理成本也增加。一般组织越大,层次越多,从最高层次到基层以2~4个层次(级)为宜。如综合型教学医院、省市级医院的护理管理层次一般是护理部—科护士长—护士长三级管理体制,而县级医院是总护士长—护士长二级管理体制。

(六)例外原则

例外原则是指组织中的高级管理人员把例行的一般事务授权给下级管理人员处理,而自己保留对例外事项的决策权和监督权。泰勒认为例外原则能够发挥高效管理效果。

(七)能级原则

能级就是能力大小的级别。能级原则就是指管理者在组织系统中,建立一定的管理层次,设立与管理层次相应的职责和工作要求,然后按照成员的自身特点、能力和素质情况安排岗位,人尽其才。能级原则是护理管理中的一个重要原则。

第四节　护理组织文化

文化是人类物质文明和精神文明的结晶。不同的组织文化有不同的习惯、行为模式,有约定俗成的行为规范,有占主导地位的价值,这构成了组织文化。

一、概念

组织文化是组织在长期生存和发展过程中,形成的一种具有特色的价值观、群体意识、工作作风和行为准则的总和。组织文化的核心内容是组织的价值观。组织文化通过以价值观为核心的文化意识观念,说服、感染、诱导、约束组织成员,把成员凝聚在一起,最大限度调动成员的积极性和创造性。对组织运用结构和制度管理工作起补充和强化作用,属于管理的软件范围。不同的组织有不同的文化。

护理组织文化是在一定的社会文化基础上,在护理活动过程中形成具有护理专业自身特征的文化。它能最大限度地调动护理人员的积极性、创造性和潜在能力,齐心协力地实现护理组织的目标。

二、护理组织文化的内容

(一)护理组织环境

护理组织环境包括内环境和外环境。内环境是指护理人员的工作环境和人际关系。任何医院都需要有一个适合护理人员工作和发展的环境,保证护理人员在安全、健康、文明、安定的环境中工作和发展。外环境是指医院所处在社会中的经济、文化传统、政治等方面的环境。

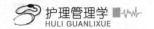

(二)护理组织目标

护理目标不仅是一定时间内所预期达到的质量和数量指标,也是护理服务的最佳效益和护理组织文化的期望结果。护理职业目标决定护理组织文化内涵和形式。

(三)护理组织制度

护理组织制度是医院文化建设的重要组成部分。切实可行、行之有效的规章制度是保证护理工作正常运行、协调各部门之间的关系,以及连通护理组织与其他组织的纽带;也是护理组织的宗旨、价值观、道德规范、科学管理的反映。

(四)护理组织精神

护理组织精神是护理人员对护理发展方向、命运、未来趋势所抱有的理想和希望。它集中反映了护理人员的思想活动、心理状态和职业精神,如救死扶伤、爱岗敬业、乐于奉献、求实创新、团结互助等。这些精神可规范护理人员的行为,提高护理组织的凝聚力,是护理组织文化的象征。

(五)护理组织形象

护理组织形象是社会公众和内部护理人员对护理组织的总体印象和评价;是护理服务的质量、人员素质、技术水平、公共关系等在社会上和病人心目中的总体印象。成功的护理组织形象有利于提高护理组织的知名度,增强护理组织的凝聚力和竞争力,给护理人员以自豪感和自信心。

三、护理组织文化的建设

护理组织文化是医疗资源的重要组成部分,营造良好的护理组织文化是护理管理的重要任务之一。护理组织文化建设的过程包括:

(一)分析、诊断

首先全面分析资料,对组织存在的文化进行系统分析,自我诊断。确定组织现有文化中哪些是积极向上的,哪些是保守落后的,哪些是要发扬的,哪些是要摒弃的,以确立文化建设的目标。

(二)进行条理化

在分析、诊断基础上进行归纳总结,把优秀的文化内容加以完善和条理化,形成制度、规范、口号和守则。

(三)自我设计

在现有的组织文化基础上,发动组织全体成员参与组织文化的设计。通过各种设计方案的比较、融合、提炼,集组织成员的信念、意识和行为,融共同理想、组织目标、社会责任和职业道德于一体,设计特有的组织文化。

(四)倡导、强化

通过各种途径倡导新文化,使新观念人人皆知。

(五)实践、提高

用新的价值观指导实践,在活动中再把感性认识上升为理性认识,把实践上升到理论,不断提高组织文化层次。

（六）适时发展

在组织发展的不同阶段应有不同的组织文化。根据形势的发展和需要,使组织文化在不断更新中再塑造和优化。

第五节 我国卫生组织系统

我国卫生组织系统是贯彻实施国家的卫生工作方针、政策,领导全国和地方卫生工作,制定具体政策,组织卫生专业人员和群众运用医药卫生科学知识和技术,推行卫生工作的专业组织。

一、卫生组织系统的分类及任务

按性质和职能,我国卫生组织系统可分为三类,即卫生行政组织、卫生事业组织和群众卫生组织。

（一）卫生行政组织

从中央、省(自治区、直辖市)、行政署、省辖市、县(市、省辖市所辖区)直到乡(镇)各级人民政府均设有卫生行政机构。如在中央设有卫生部;省(自治区、直辖市)设有卫生厅(局);行政署、省辖市设有卫生局;市、县、区设有卫生局(科);乡、镇或城市街道办事处设有卫生专职干部。

各级卫生行政组织的主要任务是贯彻党和国家对卫生工作的方针、政策和法规;因地制宜地制订卫生事业发展规划,并监督检查;组织总结、推广、交流各地单位的好经验。

（二）卫生事业组织

卫生事业组织是具体开展卫生业务工作的专业机构。按工作性质可分为:

1. 医疗预防机构

医疗预防机构是以承担治疗疾病为主要任务的业务组织。包括各级医院、保健院(所)、疗养院、康复医院等。

2. 卫生防疫机构

卫生防疫机构是以承担预防疾病为主要任务的业务组织。包括各级疾病控制中心(所),卫生防疫机构,寄生虫病、地方病、职业病防治机构及国家卫生检疫机构等。

3. 妇幼保健机构

妇幼保健机构是以承担保护妇女儿童健康为主要任务的业务组织。包括妇幼保健院(所)、儿童医院、计划生育专业机构等。

4. 有关药品、生物制品和卫生材料的生产、供销、管理和检测机构

该机构是以承担并保证全国用药任务及用药安全的业务组织。包括药品检验所、生物制品研究所等。

5. 医学教育机构

医学教育机构是以培养和输送各级、各类卫生人员,并对在职人员进行专业培训的业务组织。包括高、中等医学院校,卫生进修学校(院)等。

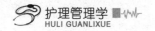
6. 医学研究机构

医学研究机构是以承担医药卫生科学研究为主要任务,推动医药卫生事业发展的机构。如中国医学科学院、中国预防医学科学院、中国中医研究院等。

(三)群众卫生组织

群众卫生组织是由专业和非专业人员在政府行政部门的领导下,按不同任务设置的机构。可分为三类:

1. 由国家机关和人民团体的代表组成的团体

如爱国卫生委员会、血吸虫病或地方病防治委员会等。主要任务是协调有关方面的力量,推进卫生防病。

2. 由卫生专业人员组成的学术团体

如中华医学会、中华护理学会、中华预防医学会、中国药学会、中医学会等。主要任务是组织开展学术活动、交流工作经验、科普咨询等。

3. 由群众卫生积极分子组成的基层群众卫生组织

中国红十字会是这个组织的代表,它遍布城乡。主要任务是发动群众开展卫生工作,组织自救互救活动等。

二、医院组织系统

(一)医院的概念

医院是对个人或特定人群进行防病治病的场所,备有一定数量的病床、医疗设备和医务人员等,是运用医学理论知识和技术,对病人实施诊治和护理的医疗事业机构。

(二)医院的类型

根据不同划分标准,可将医院分为不同的类型,如表4.1所示。

表4.1　医院的不同类型

划分条件	类　型
按收治范围	综合医院、专科医院
按特定任务	军队医院、企业医院、医学院校附属医院
按所有制	全民、集体、个体、中外合资医院
按经营目的	营利性医院、非营利性医院
按分级管理	一级医院(甲、乙、丙等)、二级医院(甲、乙、丙等)、三级医院(特、甲、乙、丙等)
按地区	城市医院(市、区、街道医院)、农村医院(县、乡、镇医院)

(三)医院的功能

1. 医疗

医疗是医院的主要功能,以诊治和护理两大业务为主体,并与医技部门密切配合形成医疗整体为病人服务。

2. 教学

教学包括不同专业卫生技术人员经过学校教育后的见习、实习,以及毕业后的在职人员的继续教育。

3. 科学研究

许多临床上的问题,通过研究既解决了医疗中的难点,又推动了医学教学的发展。

4. 预防和社区卫生服务

医院不仅诊治病人,更要进行预防保健工作,开展社区医疗保健和家庭服务;进行健康教育和卫生知识普及;指导基层做好计划生育、健康咨询和疾病普查工作;提倡健康的生活行为等。

三、护理管理组织系统

(一)各级卫生行政部门的护理管理系统

我国卫生行政部门的护理管理系统如图4.5所示。

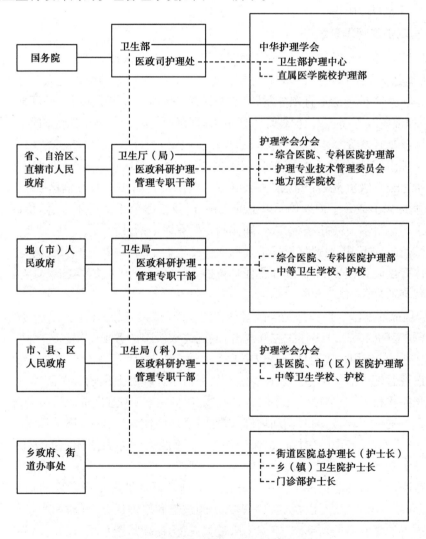

图4.5 我国护理管理组织结构模式

(实线为领导关系,虚线为业务指导关系)

国务院卫生部下设医政司护理处,是卫生部主管护理工作的职能机构,负责为全国城乡医疗机构制定有关护理的政策、法规、管理条例、人员编制、职责和技术质量标准等;配合教育人事部门对护理教育、人事等进行管理;通过卫生部护理中心进行护理质量控制、技术指导、专业骨干培训和国际合作交流。

各省、自治区、直辖市政府卫生厅下设医政处,地(市)、自治州政府卫生局下设医政科。他们都配备了主管护师或以上技术职称者并全面负责本地区的护理管理工作。此外,卫生厅(局)均有一名副厅(局)长分管医疗和护理工作。各省、自治区、直辖市及下属卫生行政部门中的护理管理机构人员的职责任务是在上级厅、局长领导下,根据上级精神,负责制订本地区护理工作的具体方针、政策、法规和技术标准并组织实施;提出发展规划和制订工作计划,并检查执行情况;组织经验交流;听取护理工作汇报,研究解决存在的问题;配合中华护理学会各分会的工作。

(二)医院护理管理系统

我国医院内的护理管理系统有过多次变更。1986年全国首届护理工作会议上,卫生部提出《关于加强护理工作领导,理顺管理体制的意见》后,全国各地医院建立健全了护理管理指挥系统,实行了"护理部垂直领导制"。少数医院还设立了护理副院长,护理部从医务部独立出来,护理部职权不断扩大,护理部主任进入医院领导层,参与整个医院的管理活动。

1. 医院护理行政管理体制

护理管理组织架构的基本要求是:300张病床以上的医院实行护理部主任—科护士长—病区护士长三级负责制;300张病床以下的医院实行科护士长—病区护士长二级负责制;100张病床以上或3个护理单元以上的大科,以及任务繁重的手术室、门诊部、急诊科设科护士长1名。目前,我国医院护理管理体制主要有以下两种:

①在院长领导下,护理副院长—护理部主任—科护士长—病区护士长,实施垂直管理。

②在医疗副院长领导下,护理部主任—科护士长—病区护士长,实施半垂直管理。

2. 护理部的地位、作用和管理职能

(1)护理部的地位 护理部是医院管理中的职能部门,与医院行政、医务、教学、医技、科研、后勤等职能部门并列。工作中相互配合,共同完成医院的各项工作。

(2)护理部的作用 主要体现在以下几个方面:

①在医院管理中的作用。护理管理水平的高低很大程度上影响着医院的管理水平。护理部在院长的授权下,对护理活动中的人、财、物、时间、信息等卫生资源进行合理的组织,为患者创造良好的就医环境,同时调动护理人员的积极性,使人尽其才、物尽其用。

②在医疗护理任务中的作用。医院以医疗、护理两大业务为主体。护理工作既要配合医生诊疗任务的完成,又要完成对病人的身心护理。

③在教学、科研、预防保健工作中的作用。护理部负责护理专业学生的临床实习计划、组织、实施和检查考核工作,以及在职护理人员的进修和培训任务;同时站在学科的前沿,及时掌握国内外护理发展的新动态;培养临床带教人员,提高师资水平;还要加强新理论、新知识、新技术、新方法的学习,不断拓展医院的护理功能,如开设护理门诊咨询、普及卫生防病知识等。

（3）护理部的管理职能

①在分管护理工作的副院长领导下,负责全院护理工作。

②组织护理人员贯彻执行国家颁布的法令、法规、方针和政策。

③制订全院护理工作发展规划,包括工作计划、工作制度、质量标准和检查考评标准。

④按上级主管部门要求,制定护理技术操作规程和护理文件书写标准,如护理病历、各种记录单等。

⑤加强护士长队伍的领导与培训,制订培养计划,提高他们的业务水平、管理能力及处理疑难问题的能力,并进行临床护理工作及护理服务的安全管理。

⑥负责护理人力资源的管理。与人事部门做好护理人员任免、考核、奖惩、晋升等工作。

⑦组织领导护理教学和科研工作,建立护士技术档案。组织业务学习和开展护理查房,应用护理新技术,不断提高护理质量。

⑧关心护理人员的思想与生活,协商有关部门,帮助解决护士的困难。

3. 护理部主任（总护士长）的基本要求

护理部主任是医院护理管理指挥系统的负责人,是医院指挥调度机构的成员。医院对护理部主任在德才素质方面的要求是十分重要的。

①根据医院分级管理标准,护理部主任应具有主任或副主任护师技术职称,任科护士长5 年以上,具有护理业务、科研、教学、组织行政管理能力。总护士长应具有主管护师技术职称。

②具有学士学位或受过高等护理教育。

③掌握护理新技术,有开拓意识,有预见能力。切实履行护理部的管理职能。

【思考与练习】4

一、思考题

1. 你是否认为只有两个人的组织也会存在非正式组织?

2. 组织结构常见的类型有哪些?

二、单选题

1. 某医院的护理管理架构是护理部主任—科护士长—病区护士长,该医院护理管理的层次数是（   ）。

A. 1 级   B. 2 级   C. 3 级   D. 4 级   E. 5 级

2. 下列哪一项是正式组织的特点?（   ）

A. 自发形成   B. 较强的凝聚力   C. 讲究效率

D. 行为一致性   E. 有法定的职位

3. 卫生事业组织中,以承担治疗疾病为主要任务的业务组织属于（   ）。

A. 卫生防疫机构   B. 医疗预防机构   C. 医学药物机构

D. 健康保健机构   E. 医学研究机构

4. 关于组织设计要求,**不正确**的是（   ）。

A. 组织内的权力应相对集中,实施"一元化管理"

B. 注意避免机构重叠

C. 组织内的权力相对均衡

D. 避免头重脚轻,人浮于事

E. 应使各部门、各环节及组织成员组合成高效的结构形式

5. 直线型组织结构的缺点是( )。

A. 结构简单   B. 责权明确   C. 权力高度集中

D. 便于管理   E. 命令统一

6. 建立和实施特定组织结构的过程称为( )。

A. 组织整合   B. 组织重组   C. 组织计划

D. 组织设计   E. 组织建构

7. 王主任是某护理部主任,她把工作分配给总护士长等管理人员,对于例行性业务按照常规措施和标准执行,她加以必要的监督和指导,只有特殊情况时她来处理。她可集中精力研究及解决全局性管理问题,也调动了下级的工作积极性。这种工作方式遵循的组织原则是( )。

A. 统一指挥原则   B. 任务和目标一致的原则

C. 精干高效原则   D. 分工与协作的原则

E. 执行与监督分设原则

8. 李护士长是重症监护病房的护士长,近期被分派管理护理学院的专科护士培训、科内质量控制、医院建设新病房的筹划工作等,她感到工作压力很大,病房接受的指导和控制也受到影响。这种情况说明在管理上没有得到有效遵循的原则是( )。

A. 统一指挥的原则   B. 管理层次的原则

C. 管理宽度的原则   D. 职责与职权一致的原则

E. 分工与协作的原则

9. 小杨是儿科儿童组的护士,工作表现突出,护士长经常指派她负责一些工作,但小杨工作起来常缩手缩脚,护士长意识到没有给小杨职权,有责无权,造成了限制,遂任她为儿童组组长,提高了小杨工作的积极性和创造性。这种做法体现的组织原则是( )。

A. 职责与权限一致的原则   B. 统一指挥原则

C. 任务和目标一致的原则   D. 稳定适应的原则

E. 精干高效原则

10. 符合直线型组织结构特点的是( )。

A. 组织关系简明、联系便捷

B. 各部门目标、责权不明确

C. 适合规模大、业务复杂的组织

D. 权利不集中

E. 管理成本高

第五章 护理人力资源管理

第一节 护理人员的编配

护理人员编配,是护理系统人员管理的重要组成部分,在护理管理中占有重要地位。人员编配是否正确合理,直接影响到工作效率、护理质量、服务道德、成本消耗,甚至影响护理人员的流动及流失率。

一、护理人员编配的原则

(一)功能需要原则

人员编配的目的是为了实现组织的目标。满足患者护理需要是护理人员编配的首要原则,同时也需结合医院的类型、医疗规模、科室设置、患者所需护理的难易程度、仪器设备的优劣等实际情况进行综合考虑。

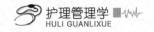

（二）能级对应原则

能级对应是指在人力资源配置中，人的能力要与岗位要求相对应。在护理人员编排中，应使护理人员的资历、能力与所担负的岗位职能相适应。

（三）结构合理原则

护理人员结构设置合理是保证工作质量的基础，也可以促进各级各类护理人员优势互补、充分发挥各自所长。护理人员专业等级按高、中、初级，年龄按老、中、青，学历按研究生、本科、大专、中专层次等合理比例配置，才能发挥组织最佳的效应。

（四）成本效率原则

提高护理服务质量的最终目的是要提高医院的经济效益，成本效率也是护理管理者在进行护理人力资源配置时应该考虑的一个重要因素。

（五）动态调整原则

岗位或岗位要求是不断发展的，人也在不断变化，人员配置也要随之调整，在发展中达到动态平衡。护理专业的发展，服务对象的变化，政策的改革，护理目标的变化等，在客观上要求护理人力资源的配置也要遵循动态调整的原则才能满足医院发展的要求。

二、护理人员编配的制定标准

制定人员编配的标准常用的有单位用工标准和服务比例标准两种。单位用工标准是指完成单位任务所需员工数量，并根据任务总量确定员工总量。服务比例标准是指服务者与被服务者的配备比例。医院人员编制标准主要是服务比例标准，即当地人口总量与卫生技术人员的比例，或者病人接待量与医务人员的比例等，按照中国2001—2015年卫生人力发展纲要目标，每千人口执业护士应达到1.26人。不同地区、不同规模的医院可根据当地人口数量、经济发展状况及技术水平等因素，参考全国目标要求，按适当的比例制定其人员编制标准。

三、护理人员编配的方法

（一）比例定员法

比例定员法是根据服务者与被服务者的数量及比例或者不同"职系""职级"之间员工的比例确定人员编制的方法。

卫生部在1978年颁布的《关于县级县以上综合性医院组织编制原则（试行）草案》（简称《编制原则》）中，对我国综合医院的组织结构和人员编配作了具体规定，是我国公立医院进行人员编配必须遵循的准则。《编制原则》规定：

①医院床位与工作人员的比例。300张床位以下的医院床位与工作人员之比为1∶（1.3～1.4）；300～500张床位的医院床位与工作人员之比为1∶（1.4～1.5）；500张床位以上的医院床位与工作人员之比为1∶（1.6～1.7）。

②各类人员的比例。行政管理和工勤人员占总编制的28%～30%，其中行政管理人员占总编制的8%～10%，卫生技术人员占总编制的70%～72%，在卫生技术人员中，医师占25%，护理人员占50%，其他卫技人员占25%。

③病房护理人员的编制。护士和护理员之比以 3：1 为宜，每名护理人员担当的床位工作量，如表 5.1 所示。病房护理人员担当工作量不包括发药及治疗工作在内，发药及治疗工作每 40～50 床设护士 3～4 名。

④非病房护理人员的编制。门诊护理人员与门诊医师之比为 1：2；住院处护理人员与病床之比为（1～1.2）：100；急诊室护理人员与病床之比为（1～1.5）：100；婴儿室护理人员与婴儿病床之比为 1：（3～6）；注射室护理人员与病床之比为（1.2～1.4）：100；供应室护理人员与病床之比为（2～2.5）：100；设有观察床的护理人员与观察床之比为 1：（2～3）；手术室护理人员与手术台之比为（2～3）：1；助产士与妇产科病床之比为 1：（8～10）；病房、门诊、住院处、急诊室、观察室、婴儿室、注射室、手术室、供应室等单位，每 6 名护理人员（助产士）增加替班 1 名。

表 5.1　每名护理人员担当的床位工作量

科　别	每名护理人员担当病床数		
	日　班	小夜班	大夜班
内科、外科、妇产科、结核科、传染科	12～14	18～22	34～36
眼科、耳鼻喉科、口腔科、皮肤科、中医科	14～16	24～26	38～42
小儿科	8～10	14～16	24～26

卫生部 1989 年颁发的《医院分级管理办法（试行）草案》和《综合医院分级管理标准（试行）草案》中提出的医院各级护理人员编配标准，如表 5.2 所示，也可作为护理人员编制的依据。

表 5.2　各级护理人员编制基本标准

项　目	标　准		
	一级医院	二级医院	三级医院
总人员编配/床：职工	1：1～1：4	1：1.4	1：1.6
卫技人员比例/%	80	75	72～75
护理人员占卫技人员比例/%	38	50	50
医师与护理人员之比	1：1（含医士）	1：2	1：2
病床与病房护理人员之比	—	≥1：0.4（300 张床以下≥1：0.3）	1：0.4
护师及以上业务技术职称人员占护理人员总数/%	≥10	≥20	≥30
护理员占护理人员总数/%	≤33	≤25	≤20

（二）效率定员法

效率定员法是根据医院各科室的工作量（劳动定额）和员工的工作效率来确定其人员编配的方法。此法主要适用于确定医院卫生技术人员、工程技术人员及工勤人员的编制。其

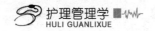

公式为：

$$编制人员数＝工作总量÷员工的工作效率÷出勤率 \qquad (5.1)$$

（三）职责定员法

职责定员法又称业务分工定员法，是指在一定的组织机构条件下，根据岗位的职责范围、业务分工来确定人员编制的方法。

护理人员按职责定员法可分为行政管理职位和技术职位两种。护理技术职位的设置在《编制原则》中有相应的定员规定。护理行政职位的设置在1986年卫生部颁发的《关于加强护理工作领导，理顺管理体制的意见》中有明确的定员要求：县和县以上医院均设护理部，500张床位以上的医院应配专职护理副院长，并兼任护理部主任，另设护理部主任2名；300～500张床位的医院，或病床不足300张，但医、教、研任务繁重的专科医院，设护理部主任1名，副主任1～2名；300张床位以下的医院设总护士长1名；100张床位以上的科室设科护士长1名，门诊部、急症室、手术室等任务重、工作量大的科室也各设护士长1名。

（四）实际工作量定员法

1. 直接进行工时测定确定工作量

工时测定即对完成某项护理工作任务全过程的每一环节必须进行的程序和动作所耗费时间的测定。例如静脉输液操作工时测定，是对数名操作者从操作准备到操作完成的每项步骤所耗费的时间进行测定。根据分级护理要求的护理内容，一级护理患者平均每日所需直接护理时间为270 min(4.5 h)；二级护理患者平均每日需用150 min(2.5 h)；三级护理患者每日平均需用30 min(0.5 h)；测定各级护理中每名患者在24 h内所需的平均护理时数，依此计算工作量。计算公式为：

$$应编制护士数＝各级护理所需时间总和/各个护士每天工作时间＋$$
$$机动数(机动数按20\%计算) \qquad (5.2)$$

2. 按工作量计算护理人员编制

根据护理质量标准要求，各类患者所需护理项目可分为直接护理和间接护理两类。直接护理就是每日直接为患者提供护理服务，如晨间护理、肌内注射、输血、测量体温脉搏等。间接护理项目是为直接护理作准备的项目以及沟通协调工作，如参加医疗查房、抄写和处理医嘱、输液及注射前的准备工作等。把两类护理项目进行总和，再根据分级护理制度来计算工作量。

第二节　护理人员的分工与排班

科学的护理分工和排班，既能满足病人的需要，又能调动每个护理人员的积极性，具有十分重要的作用。

一、护理人员的分工

（一）按职务分工

按行政管理职务分工分为专职护理副院长、护理部正副主任（总护士长）、科护士长及护

士长等岗位。按技术职务分工分为正副主任护师、主管护师、护师及护士等岗位。护理技术
职务各岗位职责如下：

1. 主任护师和副主任护师

①在护理部领导下，负责指导本科护理业务技术、科研和教学工作，对全院护理队伍建
设、业务技术管理和组织管理提出意见，协助护理部主任加强对全院护理工作的领导。

②检查指导急、重、疑难病人的护理计划、护理会诊及抢救危重病人的护理。

③了解国内外本科护理发展动态，并根据本院具体情况，努力引进先进技术，提高护理
质量，发展护理学科。

④指导本科护士长和病房护士组织的护理查房，不断提高护理业务水平。

⑤对护理差错、事故提出技术鉴定意见。

⑥组织主管护师、护师及进修护师的业务学习，拟订教学计划，编写教材，并负责授课。

⑦带教护理系和护理专科进修学生的临床实习，担任部分授课任务，并指导主管护师完
成此项工作。

⑧协助护理部做好主管护师、护师晋职、晋职的业务考核工作，担任对高级护理人员的
培养工作。

⑨制订本科护理科研计划并实施，参与审定、评价护理论文和科研成果以及新业务、新
技术的成果。

⑩负责组织本科护理学术讲座和护理病案讨论。

2. 主管护师

①在护理部主任或科护士长领导下和本科主任护师指导下进行工作。

②负责督促检查本科各病房护理工作质量，及时提出存在的问题，把好护理质量关。

③解决本科护理业务上的疑难问题，指导重危、疑难病人护理计划的制订及实施。

④负责指导本科各病房的护理查房和护理会诊，对护理业务给予具体指导。

⑤对本科各病房发生的护理差错、事故进行分析，并提出防范措施。

⑥组织本科护师、护士进行业务培训，拟议培养计划，编写教材，负责授课。

⑦组织与指导护理专业学生的临床实习，负责讲课和评定成绩。

⑧协助制订本科护理科研计划并组织实施，指导全科护师、护士开展科研工作。

⑨协助本科科护士长做好行政管理和队伍建设工作。

3. 护师

①在病房护士长的领导下和本科主管护师指导下进行工作。

②参加病房的护理临床实践，指导护士正确执行医嘱及各项护理操作规程，发现问题，
及时解决。

③参与危重、疑难病人的护理工作及难度较大的护理技术操作，带领护士完成新业务、
新技术的临床实践。

④协助护士长拟订病房护理工作计划，参与病房管理工作。

⑤参加本科科护士长组织的护理查房、会诊和病例讨论。

⑥协助护士长负责本病房护士和进修护士的业务培训，制订学习计划，组织编写教材和
授课，对护士进行技术考核。

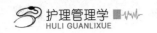

⑦参与护校部分临床教学,指导护生临床实习。

⑧协助护士长制订本病房的科研、技术革新计划,提出科研课题并组织实施。

⑨对病房出现的护理差错、事故进行分析,予以鉴定并提出防范措施。

4. 护士

①在护士长领导下和护师指导下开展工作。

②认真执行各项护理指导和技术操作规程,正确执行医嘱,准确及时地完成各项护理工作,做好查对及交接班工作,防止差错、事故的发生。

③做好基础护理和精神护理工作,经常深入病房,密切观察与记录危重病人的病情变化,如发现异常情况须及时报告。

④做好危重病人的抢救工作及各种抢救物品的准备和保管工作。

⑤协助医师进行各种诊疗工作,负责采集各种检验标本。

⑥参加护理教学和科研,指导护校学生和护理员、卫生员的工作。

⑦定期组织病人学习,经常征求病人意见,做好说服、解释工作并采取改进措施。

⑧办理入院、出院、转科、转院手续等。

⑨在护士长领导下,做好病房管理、消毒隔离,物资、药品、材料领取保管等工作。

(二)按工作模式分工

随着医学发展和护理管理的变革,医院各病房护理人员的工作模式也在不断变化,目前可分为以下几种:

1. 个案护理

个案护理是护士对单个病人实施的观察和护理,是护患一对一的关系。适用于医院大手术后、监护室或病情危重等病人。优点是有利于达到护士对病人的整体护理;护患直接沟通,关系融洽;护理人员任务明确。缺点是需要较多的人力、物力,在护士素质参差不齐的情况下,难以保证护理服务的实际效果。

2. 功能制护理

功能制护理是以工作为中心进行岗位分工,各司其责,病人所需的全部护理由各岗位护士共同协作完成。优点是护士工作熟练,效率高;经济实惠;分工明确便于组织。缺点是对病人的整体情况不了解;易忽视心理、精神、社会等因素对患者的影响;工作被动,易出现疲劳和厌烦。

3. 小组制护理

小组制护理是将护理人员和病人均分为若干个小组,分别由小组对小组的护理方式。每个小组均由若干个有不同技术专长的护士所组成,并设小组长,制订护理计划并负责实施。小组内可以按护士分配病院,也可以按护理项目分配护理人员。优点是小组成员间沟通方便、容易协调、工作气氛好;护理工作计划性强;对患者的情况掌握较全面,护理人员的任务明确,责任心较强。缺点是病人对此护理缺乏所属感,一个病人的护理由不同护理人员共同完成,没有一名固定的责任护士,护理人员对病人的责任感也降低;对小组长素质要求较高。

4. 责任制护理

责任制护理是病人由入院到出院,由一位护士全面负责提供整体性连续的护理。责任护士是主体,实行 8 h 在岗,24 h 负责的制度,一般 1 位责任护士负责 3 ~ 6 位病人,责任护士不在岗时,由辅助护士或其他责任护士代为负责。优点是护士的责任感增加,有"我的病人"的感觉;病人安全感增加,有"我的护士"所属感;护士独立,护理功能加强;有利于提高工作满意度和成就感;工作效率高,与病人、家属和其他人员间沟通增加,在短时间内,病人能获得解决问题的直接护理。缺点是对责任护士的业务知识和技能水平要求较高,并受过专门训练;人力需要多、耗量大。

5. 综合护理

综合护理是将责任制护理和小组制护理融合在一起,由一组护理人员负责一组病人(8 ~ 12 位)的整体护理。责任护士为组长,负责本组病人整体护理计划。护士长担任咨询、协调和激励者的角色,负责组织本病区 3 ~ 4 个分工合作的护理小组,按护理程序为病人提供整体护理。优点是有效克服了责任制护理人力需求多、经费消耗大的不足,较好地满足了病人的护理需求。缺点是对担任组长的责任护士要求高。

二、护理人员的排班

(一)排班的类型

1. 集权式排班

集权式排班是由护理部集中负责所有护理单位护理人员的排班。优点是排班者掌握着全部护理人力。缺点是管理者不能真正了解各单位的需求,较少顾及工作人员的个人需要,会降低护理人员的满意度。

2. 分权式排班

分权式排班是由护士长依自己部门的实际护理需要和工作人员个人意愿进行的排班,是最常见的排班方式。优点是管理者充分了解自己单位人员的需求情况,排班效果好。缺点是当本部门人力短缺时,无法调派其他部门人员。

3. 自我排班法

自我排班法是由护理人员按自己的意愿自行协调排班。在采用自我排班法前应拟订排版规则,排班方案经过集体协商讨论通过,试行后不断修改完善排版原则。优点是工作人员自主性增强,节省护士长排班时间,工作人员调班的减少,促进集体凝聚力,促进护士长与护理人员的关系。缺点与分权式排班类似。

(二)排班的原则

1. 满足护理需要原则

合理有效地安排人力,适应护理 24 h 不间断的特点,使各班次互相衔接,并注意医教研等全面工作统筹进行。

2. 工作量均衡原则

护士的工作量以白天多、夜晚少、工作日多、节假日少为特征,因此应根据工作规律,合理安排人力,保持各班工作量均衡。

3. 结构合理原则

排班时应根据病人情况及护理人员的数量、水平等进行有效组合,做到新老搭配、优势互补,保证病人安全,防范护理纠纷。

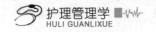
4.保持公平原则

排班时,应以一视同仁的态度爱护、体谅所有护理人员,使护理人员产生公平感和满意感。

5.效率原则

通过按职上岗,将护理人员的专长、优势与病人的护理需要相结合,提高工作成就感,提高满意度。

（三）排班的方法

无论哪种排班方法,都必须首先确定上班时数,每日上班时数可为8 h制、10 h制或12 h制,各有优缺点,应视实际情况决定。如8 h制,白班和小夜班护士比较习惯,但大夜班护士却常感疲倦;12 h制,护士可有较长的连续休息时间,但上班时间过长护士容易疲劳等。目前大多数医院护理人员的排班情况如下:

1.周期制排班法

将24 h内预定的班次工作时间作出规定,每隔一定周期使各班固定轮回,根据各部门实际人力运行情况决定一个周期的时间长度。优点是有规律地循环排班,可以减少很多冲突,护理人员也有自我活动时间,在时间上护理人员会感到既有规律性、约束性,又有灵活性、周期性。护理人员可以在不同护理岗位轮换,增加了与患者接触的时间,并为患者提供连续而全面的护理服务,各班次人力资源力量搭配合理有利于发挥护理人员的工作潜能。目前,病房大部分利用的周期轮换按每周或每月安排进行。

2.每日两班或三班制排班

一般每日工作可分为两班或三班。两班为日班和夜班,三班分为日班、小夜班、大夜班。各种班次的上下班时间应根据工作需要确定,例如日班可有"8—3""8—12""2:30—5:30"等多种选择方法;小夜班可有"4—12""5—1"等多种选择方法;大夜班可有"12—8""1—9"等多种选择方法。实际工作中,护士长可根据需要适当作调整。

第三节　护理人员的培训

由于医学科学的迅速发展,使现代护理的理论体系、工作氛围、内容均在不断地扩大,新理论、新知识、新技术日益增多。护理人员必须不断更新知识以适应社会发展需要,护理人员的培训便是获取知识的一种重要方式。

一、护理人员培训的基本原则

（一）适用性原则

护理人员的培训首先要结合护理工作需要,以提高护理质量为目的,选择合适的培训项目、内容及方法,进行有针对性的培训,所以适用性原则应该是最需要的。

（二）创新性原则

培训工作的开展是为了开展护理新项目,增加新的护理内容。在培训中应注意创新型原则的应用。

（三）强化性原则

护理工作中对于各项规章制度和技术操作规程的执行需要注意强化。在培训中通过训练、比赛、考核、能力强化,有助于护理人员更熟练地掌握规章规范。

（四）激发性原则

由于护理工作任务重,有些护理人员认为只要自己的知识和技能能满足工作需要就够了,不愿再学习和拓展新的知识。护理管理者可以制定一些具体激励方法,激发护理人员的学习动机,并明确每个人员的学习目标。

（五）实践性原则

护理人力资源培训的宗旨是将学习的知识和技能应用于护理实践,所以培训中应注意联系实践,注重护理人员基本功的培养和锻炼,并结合基础训练和专科培训、一般培养和重点培养,培训后也应了解和掌握在实践中的应用情况。

二、护理人员培训的内容

（一）职业道德教育的培训

主要包括护理道德、护理伦理、护理人员的行为规范与社会责任,以及护理人员的素质要求等。

（二）护理基础理论

主要指完成护理任务所必需的基本理论知识、护理操作技能,属于护士的基本功训练,也是专科护理的基础。

（三）专科护理理论及技能的培训

为了适应现代医院拓展新业务、新技术的需要,护理人员还必须掌握专科护理理论知识及技能。这是成为既具有专科理论知识,又具有临床工作经验的护理人员的必备条件。

（四）管理、教学、科研能力的培训

一个合格的护理人员,不仅能胜任本职的护理工作,还应该具有现代护理管理能力、教学能力及科研能力,这是高素质护理人才必备的能力。

（五）外语能力的培训

随着社会、经济的发展,对外交流将越来越频繁,外语作为对外交往的工具,其重要性不言而喻。所以,护理人员必须掌握一门外语,以扩大国际交流,缩短我国与外国护理的差距。

三、护理人员培训的方法

（一）岗前培训

岗前培训是使新员工熟悉组织、适应环境和岗位的过程,即对刚毕业或新调入护理人员介绍医院环境、特性、特殊的工作规则及职责、所在单位统一的护理操作规程、护理文件书写规定等。

（二）在职教育

在职教育是指利用本医院的教学资源进行的学习,医院内科室轮转可扩大护理人员的

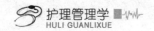

知识面,使他们掌握各专业的护理技能。护理部可以制订计划,使全院护理人员分期、分批到内、外、妇、儿、急诊科,手术室、重症监护室等轮转学习。

(三)临床实践

利用床边教学、护理查房、病例讨论等方法在工作实践中培养护理人员,提高护理操作技能及解决问题的能力。

(四)短期培训班

护理部就某一专题,组织短期培训班,如整体护理、护士长管理培训班等,定期组织培训。

(五)读书报告会

全院护理人员进行读书报告会,介绍护理新理论、新技术的发展,并鼓励个人之间交流心得,达到共同提高的目的。

(六)持续教育

持续教育是指主要利用院外的资源对护理人员进行的教育培训。包括到国外更高一级水平的医院进修或参观,或者参加国内外学术研讨会。

(七)个人自学

个人自学是培养护理人员的一项非常重要的措施。任何人想要有所作为,都离不开自学这条途径,这是人们获取知识的重要方法。自学内容可以由护理管理者根据工作的实际需要或发展的需要确定。

(八)学历教育

护理管理者制订培训教育计划和目标,有计划地选送护理人员脱产学习,以获得更高水平的学历和学位。这是培养护理专家、提高护理学科的专业水平及护理服务质量的重要途径。

【思考与练习】5

一、思考题

1.医院配置护理人员应遵循哪些原则?

2.护理人员排班的方法有哪些? 其中最常用的又有哪些?

二、单选题

1.明确哪些岗位需要护理人员、护理人员必须具备哪些素质及如何聘用护理人员,属于护理人力资源管理职能的(　　　)。

A.护理人员资源规划　　　B.护理人员的招聘和录用

C.护理人员的培训与使用　　D.护理人员的绩效评价

E.护理人员的分工与排班

2.护理人员的数量、质量、整体结构等方面应满足患者的护理需要,体现护理人员编配的( )。

  A. 功能需要原则   B. 能级对应原则   C. 结构合理原则

  D. 成本效率原则   E. 动态调整原则

3. 在护理人员排班方法中,周期性排班的特点是( )。

  A. 排班费时费力

  B. 护理人员可以根据个人需要选择工作班次

  C. 在实际工作中很难推广

  D. 护士对自己未来一段时间的班次不清楚

  E. 护理人员会感到既有规律性、约束性,又有灵活性、周期性

4. 为了培养护士观察问题、分析问题和解决问题的能力,最好的培训方法是( )。

  A. 讲授法   B. 演示法   C. 研讨法

  D. 案例分析法   E. 项目教学法

5. 护理人员的排班首先应考虑( )。

  A. 满足病人护理的需要   B. 满足护理人员自身的需要

  C. 保持结构合理需要   D. 提高工作效率需要

  E. 保持工作量均等原则

6. 以下属于中级护理技术职称的是( )。

  A. 主任护师   B. 副主任护师   C. 主管护师

  D. 护师   E. 护理教师

7. 目前比较常用的排班方式为( )。

  A. 集权式排班   B. 分权式排班   C. 自我排班

  D. 综合式排班   E. 自由式排班

8. 在职护理人员专业技术培训的主要方法是( )。

  A. 岗前培训   B. 在职教育   C. 在工作中培养

  D. 个人自学   E. 继续教育

9. 按卫生部《编制原则》300 张床位以下的医院,病床与工作人员之比为( )。

  A. 1∶1   B. 1∶1.1～1∶1.2   C. 1∶1.2～1∶1.3

  D. 1∶1.3～1∶1.4   E. 1∶1.4～1∶1.5

10. 根据卫生部《编制原则》,护士一般占医院卫技人员总数的( )。

  A. 50%   B. 40%   C. 25%

  D. 20%   E. 10%

第六章　领　导

第一节　领导概述

　　领导工作是重要的管理职能之一，是联系计划、组织及控制等各项管理职能的纽带，是实现组织目标的关键。

一、概念

　　领导是指在一定的组织或团体内，指挥和引导一个集体或个人实现某个特定目标的行动过程。可概括为三层含义：领导活动必须有领导者与被领导者的参与；领导是一个动态的过程，此过程由领导者、被领导者和所处环境之间相互作用构成；领导的目的是指挥和引导群体或个体完成某个特定目标。

二、领导的影响力

　　影响力就是一个人在与他人的交往中，影响和改变他人心理和行为的能力，领导的影响力是一种控制力。领导者的影响力被下属所感知而产生的心理评价就是人们通常所说的威信。领导者影响力大,在下属心目中威信高,能够达到一呼百应的效果;反之,领导者在下属心目中威信低,就会出现令不行,禁不止的情况。依构成要素不同,影响力可分为权力性和非权力性两种。

(一)权力性影响力

权力性影响力是由社会赋予个人的职务、地位、权力等所产生的影响力。因其是外界赋予的,随权利地位而产生,也随地位的改变而发生改变;其对人的影响带有强制性,不可抗拒性,以外推力的形式发生作用。权力性影响力常依靠奖惩等附加条件起作用,对下属的激励作用是有限的。构成权力性影响力的主要因素有传统因素、职位因素、资历因素等。

(二)非权力性影响力

非权力性影响力是指由于个人的自身品德、才能、学识、专长等因素而对他人形成的影响力。不随着职权地位改变而改变,其影响力比较稳定和持久;通过潜移默化起作用,使下属从心理上信服、尊敬,并自觉改变其行为。构成非权力的主要因素有品格、才能、知识、感情等。

在领导者的影响力中,非权力性影响力占主导地位,起决定作用,制约着权利性影响力。当领导者非权力性影响力较大时,其权力性影响力也会随之增强。因此,提高领导者影响力的关键在于不断提高其非权力性影响力。

三、领导者的基本素质要求

领导者素质是指在一定的心理生理条件基础上,通过学习、教育和实践锻炼而形成的在领导工作中经常起作用的那些最基本的特征及其所达到的水平。包括政治素质、业务素质、能力素质、心理素质、身体素质等。

(一)政治素质

政治素质即思想品德,道德标准。是一个护理领导者所具备的最基本的、最重要的素质。领导者必须坚定拥护并执行党的路线、方针、政策,有高度的责任感和强烈的事业心;以群体、组织的利益为重,谦虚谨慎;密切联系群众、勇于开展批评与自我批评;廉洁奉公,品德高尚,诚实正直,襟怀坦白,爱国守法。

(二)业务素质

业务素质的高低,直接影响和决定领导者的素质。因此,护理领导者必须优化知识结构,具有深厚的专业知识、广博的社会科学知识、娴熟的管理科学和领导科学知识,把握护理科学发展的主要方向,能预见可能出现的变化。

(三)能力素质

护理领导者的能力主要包括筹划和决策能力;组织、指挥、协调能力;自我控制能力;思想表达能力;人际沟通能力;灵活应变能力;改革、创新能力等。要求护理领导者能掌握事物的发展规律,具有战略性眼光和预见性,能看准时代前进方向,善于驾驭各种环境,对事物具有一定的深度和独到的见解,有较高的鉴赏能力和判断能力。

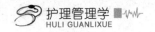
(四)心理素质

护理领导者的心理素质,不但对领导活动的成败关系极大,而且还直接影响到整个护理群体的领导效能。一个领导者必须要有健康、良好的心理状态,情绪要稳定。

(五)身体素质

强健的体魄是领导者发挥德、识、才、学作为的物质基础,领导者除要保持良好的身心健康外,还要特别重视公众形象的树立。

第二节 领导理论

领导理论是研究领导有效性的理论,是管理学理论研究的热点之一。影响领导有效性的因素以及如何提高领导的有效性是领导理论研究的核心。

一、性格理论

性格理论是一种把领导者的各种个人性格和特征作为描述和预测其领导成效标准的理论。该理论认为,所有成功的领导者都具备一系列一致而独特的不同于非领导者的个性特点,即进取心、领导愿望、诚实与正直、自信、智慧和具有相关专业知识等六项特质。研究表明,个体是否是高自我监控者,也是一项重要因素,高自我监控者比低自我监控者更易于成为群体中的领导者。

二、行为方式理论

(一)领导作风理论

领导者的作风即领导者处理事物的风格,是表现在思想上、工作上的态度和行为,所采取的方法和形式,主要是领导者运用权力的方式。

1. 权威型领导方式

这是一种独断专行的领导行为,靠权力和强制命令让人服从。优点是行动快、控制力强、效率高,适用于紧急情况或缺乏参与能力的下属。缺点是下属受到控制,降低下属自尊感及满意度;增加下属依赖性;不能集思广益,反馈信息少。

2. 民主参与型领导方式

权力定位于群体,适用于成员知识、技能比较成熟,能参与决策。通过集体讨论,在一定范围内可以由群体决定工作内容和方法,有一定自主权。优点是下属易接受领导,成员间和谐友好;能提高工作效率和质量;可集思广益,激励成员积极性、自觉性,满意度高;成员能明确工作的意义与目的,确保信息畅通。缺点是费时较多,不适合处理紧急情况;若运用不当则会影响决策的正确制定。

3. 自由放任型领导方式

这是一种放任自流的领导行为,首先充分授权,对下属很少监控,把权力定位于成员。给下属高度的独立自主权推行工作,领导者只布置任务,很少参与指导、协调、监督、检查等。优点是能充分发挥成员的聪明才智,促进产生新观念、新设想、新技术。缺点是控制少,只适用于少数小组和个人。

在护理管理中,三种领导方式各有其特点,任何一种的运用均取决于环境情况,即需要因人、因事、因地、因时而异,选用不同方式。

(二)领导行为四分图

管理学家们经研究认为:领导者在领导过程中有两种不同的行为,一种是"以人为本",重视工作中的人际关系,重视人的个性和需求,帮助下属解决问题,积极组织职工协作与团结;另一种是"组织为本",重视工作中的生产与技术,将下属视为实现组织目标的工具,只要求生产任务的完成。

该理论认为以人为重和以工作为重并不是一个连续带的两个端点,这两方面常常是同时存在的,只是强调的侧重点不同,领导者的行为可以是这两个方面的任意组合,即可以用两个坐标的平面组合来表示,最终形成四种类型的领导行为,这就是所谓的领导行为四分图,如图6.1所示。

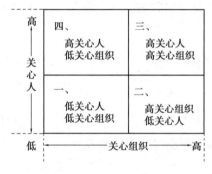

图6.1 领导行为四分图

(三)管理方格理论

美国管理学家布莱克和莫顿在四分图理论基础上提出了管理方格理论,并构成了管理方格图,如图6.2所示。将关心人和关心工作的程度划分为9个等级,形成81个方格,代表不同类型的领导方式。在评价管理人员的领导行为时,应按他们这两个方面的行为特点寻找交叉点,这个交叉点就是其领导行为类型。纵轴上的积分越高,表示越重视人的因素,横轴上的积分越高,就表示越重视生产。

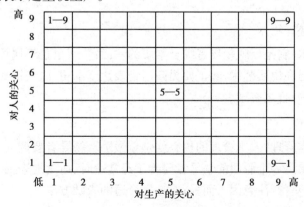

图6.2 方格理论图

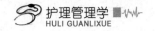
三、权变理论

权变理论又称应变理论、权变管理理论。"权变"一词有"随具体情境而变"或"依具体情况而定的意思"。权变理论认为,每个组织的内在要素和外在环境条件都各不相同,因而在管理活动中不存在适用于任何情景的原则和方法。在管理实践中,要根据组织所处的环境和内部条件的发展变化随机应变。没有什么一成不变的、普遍适用的管理方法,成功管理的关键在于对组织内外状况的充分了解和有效的应变策略。

第三节　领导艺术

领导艺术是指在领导的方式方法上表现出的创造性和有效性。领导艺术是领导者个人素质的综合反映,是因人而异的。黑格尔说过:"世界上没有完全相同的两片叶子",同样也没有完全相同的两个人,没有完全相同的领导者和领导模式。有多少个领导者就有多少种领导模式。

一、领导艺术的主要范畴

(一)用人的艺术

如何用好人,除了要端正用人思想,还要让那些想干事的人有事干,能干事的人干好事。用人之诀在于用人所长,且最大限度地实现优势互补。

(二)决策的艺术

决策是领导者要做的主要工作,决策一旦失误,对单位就意味着损失,对自己就意味着失职。这就要求领导者在决策前注重调查,不能无准备就进入决策状态;在决策中要充分发扬民主,优选决策方案;决策后狠抓落实,决策一旦定下来,就要认真抓好实施,做到言必信、信必果,绝不能朝令夕改。

(三)协调的艺术

没有协调能力的人当不好领导者。协调,不仅要明确协调对象和协调方式,还要掌握一些相应的协调技巧。

(四)说话的艺术

说话是一门艺术,它是反映领导者综合素质的一面镜子,也是下属评价领导者水平的一把尺子。领导者要提高说话艺术,除了要提高语言表达基本功外,关键还要提高语言表达艺术。要做到言之有物,言之有理。

(五)激励的艺术

管理要重在人本管理,人本管理的核心就是重激励。领导者要调动大家的积极性,就要学会如何去激励下属。一个聪明的领导者要善于经常适时、适度地表扬下属;领导者在激励下属时,一定要区别对待,注意因人而异;要选择合适的激励方法。

二、授权艺术

授权是指领导者授予下属一定的权力与责任,使其在领导的监督下有适当的自主权、行动权和完成任务的责任。

(一)授权的类型

1. 制约授权

管理者管理幅度大,任务繁重,无足够的精力实施充分授权,即可采用制约授权的方法。制约授权是在授权之后,下属个人之间或组织之间的相互制约的一种授权方式。它是管理者将某项任务的职权,分解成两个或若干部分并分别授权,使他们之间相互制约、互相牵制的作用,以有效地防止工作中出现疏漏。

2. 逐渐授权

管理者要做到能动授权,就要在授权前对下级进行严格考核,全面了解下级成员的德才和能力等情况。但是,当管理者对下属的能力、特点等不完全了解,或者对完成某项工作所需的权力无先例可参考时,就应采取见机行事、逐步授权的方法。如先用"勘理""代理"职务等非授权形式,使用一段时间,以便对下级进行深入考察。当下属适合授权的条件时,领导者才授予他们必要的权力。这种稳妥的授权方法,并非要权责脱节,而最终是要使两者吻合和达到权责相称。

3. 充分授权

管理者在充分授权时,应允许下级决定行动的方案,并将完成任务所必须的人、财、物等权力完全交给下属,并且允许他们自己创造条件,克服困难,完成任务。充分授权能极大地发挥下属的积极性、主动性和创造性,并能减轻主管不必要的工作负担。

4. 不充分授权

凡是在具体工作不符合充分授权的条件下,管理者应采用不充分授权的方法。在实行不充分授权时,应当要求下属就重要性较高的工作,在进行深入细致的调查研究的基础上,提出解决问题的全部可能的方案,或提出一整套完整的行动计划,经过上级的选择审核后,批准执行这种方案,并将执行中的部分权力授予下属。采用不充分授权时,上级和下属双方应当在方案执行之前,就有关事项达成明确的规定,以此统一认识,保证授权的有效性和反馈性。

5. 弹性授权

管理者面对复杂的工作任务或对下属的能力、水平无充分把握,或环境条件多变时,采用弹性授权法。在运用这种方法时,要掌握授权的范围和时间,并依据实际需要对授给下属的权力予以变动。

(二)授权的原则

1. 适当授权原则

以完成工作任务和被授权者能力水平的高低为依据,对下属的授权既不能过轻也不能过重,要知人善任、视能授权,以发挥被授权者的工作潜能。

2. 逐级授权原则

只能对自己的直接下属授权,绝不可越级授权。既不可代替自己的上级把权力授予自

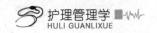
己的下属,也不可将自己的权力授予给下级的下级,否则就混淆了领导层次及权力纵向隶属关系,极易引发矛盾。

3.责权同授原则

授权时既要明确授予的权力,同时也要明确下属的责任,将权力与责任一并授予下属。权力与责任相统一,可以防止滥用权力的现象。

4.可控授权原则

领导者授权,不但要适当合理,还要可以随时控制。表现在两个方面:一是要保留某种控制权,不能对下属放任不管,把握授权的主动性和灵活性;二是在授权之前要建立一套健全的控制制度,制定可行的工作标准和适当的报告制度,以及能在紧急情况下进行补救的措施。

5.信任授权原则

授权是基于领导者和下属之间的相互信任,因此领导者必须做到用人不疑、疑人不用。而权力一旦授出,就要充分信任下属,让他们放手大胆地去独立完成任务。同时,权力授出后,要对下属的工作实行必要的监督考核,发现问题要及时解决。

6.宽容授权原则

以领导者宽容下属的失败为前提。对下属的宽容,可以在更大程度上激发其工作主观能动性,但宽容不等于纵容,对下属工作中所犯原则性错误一定要及时指出,给予批评,促其改正。

(三)授权注意事项

1.授权变成弃权

自己不愿做的事交给别人做,正所谓"己所不欲,勿施于人",放任不管,做甩手掌柜,部下不能完全领会领导的意图,这是授权的重大错误。

2.授权没取得承诺

授权人对被授权人没有承诺,使得被授权人缺乏激情。被授权人对授权人没有承诺,使得任务、目标完成没有可靠性和可衡量性。

3.授权流于形式

多授权等于没授权,责任不明确。

4.授权者权力欲过重

授权者把责任转交出去,但实质性的资源调配又不放手,会逐渐消磨被授权人的积极性。

5.授权后信息反馈的缺失

授权后不对被授权人执行过程进行跟踪、调研,会使授权管理偏于形式。

6.重复授权和越级授权

重复授权和越级授权会使被授权人无法正常履行职责,而且任务不能完成时,被授权人会推卸责任。

7.有些事情不宜授权

如人事或机密的事,关于制定政策的事,危机问题,下属的培养问题,上级分配给你亲自做的事。

三、创新艺术

创新是一个民族进步的灵魂,是一个国家兴旺发达的不竭动力。创新也同样是 21 世纪护理领导者的灵魂。

(一)创新的内容

1. 思路创新

提出一种新的运行思路并加以有效实施。

2. 组织创新

创设一种新的组织机构,并使之有效运转。组织创新是指组织规制交易的方式、手段或程序的变化。

3. 技术创新

组织把新技术创造性地运用于生产经营活动,以获得预期的经济效益和社会效益,包括引进新技术、改进旧技术等。

4. 制度创新

创立或引入新的制度。护理制度,大的创新如国家护理管理体制、护士法等,小的创新如医院或科室护理工作运行机制等。

5. 管理方式创新

把各种生产要素整合起来,创造一种更新、更有效的资源整合管理模式。

(二)常用创新技术

1. 发散思维和聚合思维法

发散思维由美国心理学家吉尔福特于 1959 年提出。这种思维方式打破思维定势,充分发挥人们的联想力,由点到面,通过调动大脑已知的各种信息、形象、观念来相互联系、重新组合,从而由熟悉的已知领域达到陌生的未知领域,产生新的想法与创意。聚合思维是吉尔福特在提出发散思维的同时提出的。这种思维方法与发散思维呈相反状态,由面到点,由分散到集中。

发散思维和聚合思维是相辅相成的两种思维方式,缺一不可。需要在发散想象之后,通过聚合思维筛选、集中、消化、完善那些存在缺陷的想法,使创意得以最终呈现。

2. 形态方格法

这种方法是由美国加州理工大学茨维基博士首创。核心思想是许多发明创造的成果并不是全新的事物,而是一些旧事物的新组合。因此,能对问题加以系统分析和组合,便可以增加创新成功的可能。

3. 综摄法

综摄法是以类比思考为核心的著名创新技术,由歌德最早提出。综摄法主要运用两大操作机制,对不熟悉的事物用熟悉的事物和知识去分析;对熟悉的事物和知识以不熟悉的态度来观察分析,从而启迪出创造性的设想来。主要运用类比和隐喻分析问题和提出可能的答案。

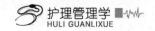
第四节 护士长角色与职责

护士长是医院最基层科室的具体领导者和组织者,在护理管理中和科室各项工作中起主导作用,护士长角色定位是否准确、职责完成的好坏,将直接影响护理质量和整个医院的工作。

一、护士长角色

(一)组织、参与者

护士长是医院的重要管理者,同时又是医院任务的重要执行者。护士长不仅要负责护理相关的管理工作,还要从事病人的护理、重症病人的抢救等一切临床护理工作,并能对科室的业务、工作流程、专科特点做到心中有数。

(二)桥梁、纽带作用

护士长是医院环节质量控制的中坚力量,是基础的管理者,上传下达,下情上传,既要处理好与上级领导的关系,同时也要抓好护士的工作。

(三)护理部、科主任的助手

护士长应与护理部和科室主任保持团结协作的关系,要注意遵照领导的计划和指示开展工作,主动向上级汇报科室护理人员的思想动态、学习和工作情况以及存在的问题,并提出自己的意见和建议。在接受任务时要积极主动、勇担重担。在科室里要协助科室主任处理好科内的一些行政事务,遇事多与科主任探求对策,调整好医护关系,相互配合,相互支持,共同做好科室工作。

(四)护士的代言人

护士长要代表护士的利益,对护士的呼声要认真听取,对合理的建议要积极向上级反映,尽量满足护士的整体利益,关心、理解每一位护士,以诚相待。

二、护士长职责

①在医院院长和主管副院长的业务指导下,根据全院护理工作质量标准、工作计划,结合护理工作的实际情况制订护理计划,并组织实施。

②对复杂的护理技术或新开展的护理业务,要亲自参加实践。

③教育本单位的护理人员加强工作责任心,改进服务态度,认真执行医嘱、规章制度和技术操作规程,严防差错事故。

④经常发现和了解护理工作中存在的问题,加强医护联系。

⑤组织护理人员学习护理业务技术,并注意护士素质的培养。

⑥组织拟订护理科研计划,督促和检查计划的实施,及时总结护理经验。

⑦了解病人的病情、思想情况。督促检查护理工作,提出改进措施和意见。

⑧确定护士的轮换和临时调配。

⑨团结本部门同志、搞好相互协助。负责提出本单位人员的升、调、奖、惩意见。

⑩完成医院领导交给的其他各项工作。

【思考与练习】6

一、思考题

1. 作为重要职位领导人的助理,主要依靠什么权利来影响他人?

2. 领导理论有哪些?

二、单选题

1. 管理者将完成任务所必需的组织资源交给下属,并准许其自行决定行动方案,这属于下列哪种授权方法?(　　)

　　A. 充分授权法　　　　B. 目标授权法　　　　C. 不充分授权法

　　D. 弹性授权法　　　　E. 制约授权法

2. 权变领导理论认为,适宜采取授权式领导方式的员工类型是(　　)。

　　A. 成熟度低　　　　B. 比较不成熟　　　　C. 比较成熟

　　D. 高度成熟　　　　E. 不成熟

3. 下列属于特征领导理论观点的是(　　)。

　　A. 领导工作效率的高低与领导者的素质、品德和个性密切相关

　　B. 领导者的领导行为和领导风格对其组织成员有重要影响

　　C. 领导者的行为应当随着下属的成熟程度作相应调整

　　D. 当领导模式与环境和被管理者的需要一致度越高时,就越能实现组织目标

　　E. 提出领导的有效性依赖于情境因素,并且情境因素可以被分离出来

4. 根据领导四分图理论,对新上岗的护士最适宜采取的领导方式是(　　)。

　　A. 高任务、高关系　　B. 高任务、低关系　　C. 低任务、高关系

　　D. 低任务、低关系　　E. 以上都不是

5. 下列属于权利性影响力构成因素的是(　　)。

　　A. 品格因素　　　　B. 才能因素　　　　C. 资历因素

　　D. 知识因素　　　　E. 感情因素

6. 下列**不属于**非权利性影响力特点的是(　　)。

　　A. 以正式的职位为基础

　　B. 影响力持久,可起到潜移默化的作用

　　C. 比较稳定,不随地位而变化

　　D. 下属信服、尊重,激励作用大

　　E. 对下属态度和行为的影响起主导作用

7. 管理方格图中,管理者工作最佳是(　　)。

　　A. (1—1)　　　　B. (9—1)　　　　C. (5—5)

　　D. (9—9)　　　　E. (1—9)

8. 护士长管理过程中,遇到问题经常发动护士们共同讨论,共同商量,集思广益,然后决策,并要求护士每个人各尽所能、各施其长、分工合作,这种领导方式属于(　　)。

A. 自由放任型　　　B. 专权型　　　C. 命令型

D. 权威型　　　E. 民主参与型

9. 领导给予每个成员高度的自主权,只对下属提出工作目标,但对下属完成任务的各个阶段的活动不加干涉,除非下属有要求,否则不作主动的要求。这种领导作风属于( )。

A. 权威型　　　B. 命令型　　　C. 民主参与型

D. 专权型　　　E. 自由放任型

10. 下列**不是**授权原则的是( )。

A. 责权同授原则　　B. 弹性授权原则　　C. 逐级授权原则

D. 信任授权原则　　E. 宽容授权原则

第七章　激励与沟通

57

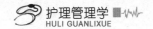

第一节　激　励

美国哈佛大学心理学家威廉·詹姆士通过对员工激励的研究发现:在计时工资制下,一个人若没有受到激励,仅能发挥其能力的 20% ~30% ;如果受到正确而充分的激励,其能力就能发挥到 80% ~90% ,甚至更高。

一、激励概述

(一)概念

激励是对人的一种刺激,是促进和改变人的行为的一种有效手段。激励过程就是管理者引导并促进工作群体或个人产生有利于管理目标行为的过程。它可以激发人的内在潜力,开发人的能力,充分发挥人的积极性和创造性。

(二)激励的过程

激励是一个非常复杂的过程,它从个人的需要出发,引起欲望并使内心紧张,然后引起实现目标的行为,最后通过努力使欲望得到满足。

1. 需要

需要是人们在社会生活中对某种目标的渴求和欲望,是人们行为积极性的源泉。人的需要有三个方面:一是生理状态的变化引起的需要,如饥饿时对食物的需要;二是外部因素影响诱因的需要,如对某种新款商品的需要;三是心理活动引起的需要,如对事业的追求等。

2. 动机

动机是建立在需要的基础上的。当人们有了某种需要而又未能满足时,心理上便会产生一种紧张和不安,这种紧张和不安就成为一种内在的驱动力,促使个体采取某种行动。从某种意义上说,需要和动机没有严格的区别。需要体现一种主观感受,动机则是内心活动。实际上一个人会同时具有多种动机,动机之间不仅有强弱之分,而且有矛盾。一般来说,只有最强烈的动机才可以引发行为,这种动机称为优势动机。

3. 行为

任何一种行为的产生,都是有其内在原因的。动机对于行为有着重要的功能,其表现在三个方面:一是始发功能,即推动行为原动力;二是选择功能,即它决定个体的行为方向;三是维持和协调功能,行为目标达成时,相应的动机就会获得强化,使行为持续下去或产生更强烈的行为,趋向更高的目标,相反,则降低行为的积极性或停止行为。

通过分析知道,人的任何动机和行为都是在需要的基础上建立起来的,没有需要,就没有动机和行为。人们产生某种需要后,只有当这种需要具有某种特定的目标时,才会产生动机,才会引起人们的行为。但并不是每个动机都必然会引发行为,在多种动机下,只有优势动机才会引发行为。

(三)激励的作用

1. 通过激励可以提高组织的知名度,吸引人才

组织可以通过提供有竞争性优势的薪酬制度等方法,把急需的、有才能的人吸引过来,

并长期为组织工作。

2. 通过激励可以提高人们工作的主动性、积极性和创造性

要提高自觉性,主要应解决人们对工作价值的认识问题,认识所从事工作的必要性、重要性和迫切性。人的行为常常带有个人利益的动机,承认和尊重个人利益,让人们看到实现组织大目标的过程当中,也能实现个人利益和个人目标。个人目标与组织目标的统一程度越高,职工的自觉性、主动性、创造性就越得到充分发挥。创造性是取得突破性进展的重要保证,是工作积极性得到发挥的体现,它能大大提高工作效率。

3. 通过激励可以激发人们的热情和兴趣

激励不仅可以提高人们对自身工作的认识,还能激发人们的工作热情和兴趣,解决工作态度和认识倾向问题。通过激励,使员工对本职工作产生强烈、深刻、积极的情感,并以此为动力,将自己的全部精力投入到实现预定目标中。

二、激励理论

按所研究的激励侧重点的不同及其与行为的关系不同,将激励理论归纳为内容型激励理论、行为改造型激励理论和过程型激励理论三大类。

(一)内容型激励理论

1. 需要层次理论

需要层次理论是由美国心理学家马斯洛于 20 世纪 40 年代提出来的。作为激励理论的奠基理论,需要层次理论在管理学界具有很大的影响。

(1)需要的层次　需要层次理论把人的需要分为生理需要、安全需要、社交需要、尊重需要与自我实现的需要五个层次。1954 年马斯洛在《激励与个性》一书中又把人的需要分为七个层次,如图 7.1 所示。

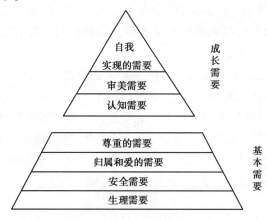

图 7.1　需要层次示意图

①生理需要。指人类生存最基本的需要,如食物、饮水、睡眠、医药等。生理需要是人类最优先的、不可避免的需要,也是最强大的需要,如果这些需要得不到满足,人类就无法生存,也谈不上其他需要了。

②安全需要。指保护自己免受身体和情感伤害的需要。这种需要体现在社会生活中是多方面的,它包括生命安全、劳动安全、职业保障等。

③归属和爱的需要。包括友谊、爱情、信任与接纳的需要。人们一般都愿意与他人、社会交往，如想和同事们保持良好的关系，希望给予和得到友爱，希望成为某个团体的成员等。

④尊重的需要。包括自尊和受到别人尊重两方面。自尊是指自己的自尊心，工作努力不甘人后，有充分的自信心，获得成就感后的自豪感。

⑤认知需要。人有知道、了解和探索事物规律的需要，而对环境的认知则是好奇心的结果。

⑥审美需要。人都有要求匀称、整齐和美丽的需要，并且通过从丑向美转化得到满足。

⑦自我实现的需要。这是最高一级的需要，指个人的成长与发展，发挥自身潜能，实现理想的需要，即人希望自己能够充分发挥自己的潜能，做最适宜的工作。

（2）主要观点

①人的需要是以层次的形式出现的，由低级的生理需要开始逐渐向上发展到高级的社会性需要。

②需要的实现和满足具有顺序性，即由低到高逐渐实现。人都潜藏着五种不同层次的需要，只有低层次需要得到满足后，高层次需要才会出现。

③人的激励状态取决于其主导需要是否得到满足。在各种需要中，占统治地位的需要被称为主导需要或优势需要。主导需要才是激励人行为的主要因素和动力，即未满足的需要对人具有激励作用，需要若获得满足将不再具有激励作用。

④同一时期，可能同时存在几种需要。人的行为受多种需要支配，任何一种需要并不因为下一个高层次需要的发展而消失。各层次需要相互依赖与重叠，高层次需要发展后，低层次需要仍然存在，只是对行为影响的比重减轻了而已。

（3）需要层次理论在护理管理中的应用

①认真了解分析护士的需要。护士的需要具有复杂性和动态性，由于文化背景、学历层次、年龄结构、性格特征等不同，其需要也会有很大的不同。护士的需要在不同时间和不同情况下也是不同的，管理者应深入把握其动态变化，及时调整激励的方式和强度，以达到更好的激励效果。

②采用多种方式满足护士的需要。在满足护士需要时，管理者应注意根据护士的具体需要，将物质激励与精神激励相结合，以到达最佳的激励效果。

③满足护士需要时应注重需要的序列性和潜在性。管理者应从满足最低层次的需要出发，先帮护士解决生理、安全等方面的需要，并持续关注，然后再满足护士社交、自我实现等方面的需要。同时，由于个体需要具有潜在性，管理者要善于激发护士既有利于集体、又有利于个体的潜在需要，从而实现组织与个人的共同发展。

2. 双因素理论

双因素理论是美国心理学家弗雷德里克·赫茨伯格及其同事在进行工作满意度方面调查的基础上于20世纪50年代后期提出的。

（1）激励因素和保健因素　双因素理论包括激励因素和保健因素。激励因素是指使人感到满意的因素。保健因素是指使人感到不满意的因素。这两类因素如表7.1所示。

表7.1　保健因素与激励因素

保健因素	激励因素
金钱	工作本身
监督	赏识
地位	进步
工作环境	成长的可能性
政策与行为	责任
人际关系	成就

（2）主要观点

①满意与不满意。赫茨伯格认为满意的对立面是没有满意,而不是不满意;不满意的对立面是没有不满意,而不是满意。

②内在激励与外在激励。内在激励是从工作本身得到的满足,如对工作的兴趣、责任感、成就感等,这些因素属于激励因素。外在激励是指外部的奖酬或工作以外获得的间接的满足,如工资、工作环境。这种满足有一定的局限性。因为外在激励或保健因素只能满足人的低层次的生理需要,而不是满足人的高层次的精神需要,因而只能防止反激励,并不能持久有效地激励人的积极性。

（3）双因素理论在护理管理中的应用

①利用激励因素激发护士的内在动力。管理者应进行合理的工作安排和设计,使护士敬业、乐业;完善评价制度和激励竞争机制,体现公平性和合理性;提供培训晋升机会,进一步拓展个人发展空间。

②满足保健性需要,维持护士的士气。管理者应从人性化管理的角度出发,尽力满足护士在保健因素方面的需要,如建立和谐的人际关系、营造良好的工作环境、施行公平的分配制度等。

③不可对激励因素和保健因素作绝对化理解。两种因素是可以转化的,不是一成不变的,激励因素也有保健作用,保健因素同样也含有激励作用,有效的管理还在于力求化保健因素为激励因素。

（二）行为改造型激励理论

1.强化理论

强化理论是美国心理学家和行为科学家斯金纳首先提出来的。

（1）强化的分类

①正强化。这是一种增强行为的方法,指对某一行为进行鼓励和肯定,使其得到巩固、保持和加强的过程,从而有利于组织目标的实现。如看到员工表现出色,领导立即加以表扬,实际上就是对行为作了正强化。在管理中,正强化表现为奖酬,如认可、赞赏、增加工资、职位提升、提高奖金、提高满意的工作条件等。正强化方式有连续的、固定的正强化和间断的、不固定的正强化两种。实践证明,后一种正强化更有利于组织目标的实现。

②负强化。它也是一种增强行为的方法。指预先告知某种不符合要求的行为或不良绩效可能引起的不愉快的后果,使员工的行为符合要求,从而保证组织目标的实现不受干扰。

如员工知道随意迟到、缺勤会受到处罚,于是员工会避免迟到、缺勤,学会按要求行事。

③惩罚。指用某种令人不快的结果来减弱某种行为。如员工工作不认真、不负责任、经常出差错等,领导就可以用批评、纪律处分、罚款等措施,以制止该行为再次发生。但是,惩罚也会有副作用,管理者最好尽可能用其他强化手段。

④自然消退。指通过不提供个人所愿望的结果来减弱一个人的行为。自然消退有两种方式:一是对某种行为不予理睬,以表示对该行为的轻视或某种程度上的否定,使其自然消退;另一种是对原来用正强化手段鼓励的有利行为由于情况发生变化,不再给予正强化,使其逐渐消失。

(2)主要观点　人的行为受外部环境的调节和控制,改变刺激就能改变行为。强化理论认为,当一种行为的后果对个体有利时,这种行为就会在以后重复出现;当其不利时,这种行为就会减弱或消失。

(3)强化理论在护理管理中的应用

①正确应用强化手段。根据护士的工作业绩公正使用强化手段,没有奖励而应该得到奖励的护士,或过度奖励了不值得奖励的护士,都会削弱奖励的效果。管理者应建立一个行为标准,让每个护士都知道怎样做才能得到奖励。

②尽量使用正强化。负强化、惩罚和自然消退都属于消极的行为改变手段,容易使员工产生抵触情绪,从长远来讲不利于组织目标的实现。

③巧妙运用负强化和惩罚。惩罚是制止组织所不需要行为的一种有用方式,但当众的斥责会使护士感到屈辱,并可能引起工作团队内成员对管理者的不满。管理者实施负强化或惩罚措施,一定要私下进行并且让下属明白他错在哪里,否则护士会迷惑不解,甚至产生抱怨和抵触情绪。

④尽量应用内部强化手段。内部强化是指通过外在刺激,使员工的自我认识发生改变而影响行为。如护士长适当向护士公开科室物资管理的细节,让护士明白节约资源对于病人及科室的好处,从而自觉在日常工作中节约,而不是将重点放在制定惩罚措施方面。

⑤对护士的工作缺乏反馈也会影响其行为。长时间地出现无反馈现象,会使员工无所适从,管理者应把握时机,及时给予员工必要的反馈。

2.归因理论

归因理论出现于20世纪50年代,其代表人物是海德和维纳。该理论是研究如何推测、判断、解释人们的行为及其行为结果原因的理论。

(1)主要观点

①人们对行为的结果主要归结于四个因素:努力、能力、任务的难易程度和机遇。

②人们通常都会而且需要把自己的成败进行归因,归因于不同的原因会引起不同的心理变化,进而影响以后的行动。例如把成功归结为内部因素,如能力和努力,会使人感到满意和自信;归结为外部因素,如机遇好或任务难度低,会使人产生惊奇和感激心情。把失败归结为内部因素,如努力不够或能力差,会使人产生内疚和无助感;归结为外部因素,如认为机遇不好或任务难度大,会产生气愤和敌意。

(2)归因理论在护理管理中的应用

①引导护士对自己的行为进行积极的归因。如将成功归因为个人的能力和努力,有助于提高护士的自信心,调动工作积极性。

②引导护士将关注焦点集中在内部的可控因素上。管理者应引导护士客观评估,并帮

助护士学会利用内部的、可控的因素弥补外部的、不可控的因素,避免由此造成的失败给护士带来的过重的负面性影响。

③归因于努力或能力对成功或失败均会产生强烈的情绪体验。管理者应让护士体验到因努力而成功的愉快,不努力而失败的羞愧,或虽失败但努力仍受到的鼓励。查找原因,在工作中进行弥补,提高工作绩效。

(三)过程激励理论

1.期望理论

期望理论是美国心理学家弗鲁姆在20世纪60年代提出来的。该理论是关于激励研究的一个经典理论,提示护理管理者从工作目标、个人需要、工作能力、奖励机制等多个环节入手,激发护理人员的工作潜能,从而提高管理的有效性。

(1)主要观点 期望是指一个人根据以往的经验在一定时间内希望达到目标以满足需要的一种心理活动。期望理论认为:预测一个人想做什么和他将投入多大的努力去做,取决于三个变量,即期望值、关联性和效价。

$$激励水平(M) = 期望值(E) \times 关联性(I) \times 效价(V) \qquad (7.1)$$

式中 E——期望值,指个体对自己的行为和努力能够达到期待结果的概率的主观判断。

I——关联性,指个体对良好表现将得到相应回报的信念,即工作成绩与报酬的关系。

V——效价,指奖励对个人的吸引程度,即个人在主观上对奖励价值大小的判断。

从公式可以看出,激励水平的高低,取决于期望值、关联性和效价乘积的大小。只有当三者都高时,才能真正达到高激励水平。

(2)期望理论在护理管理中的应用

①设置科学的激励目标。根据期望理论,人之所以努力工作,是因为他觉得经过努力可以完成工作任务、达到工作目标。如护士认为所定目标过高,通过努力也很难取得满意的绩效时,就会降低实现目标的内在动力,激励力量就小;但目标过低,轻而易举就能够达到,也会被认为实现目标价值不大,护士也不愿去努力。科学的激励目标应既具有一定的挑战性,又具有良好的可行性,既满足人们精神和物质的需要,又考虑到被激励者的能力,使护士觉得目标既非高不可攀,又非唾手可得,只要积极努力,就有实现的可能。

②提高护士的工作能力。护士对激励目标实现可能性即期望值的认可程度,是同护士实现目标的工作能力相关的。工作难度一定时,护士的工作能力越强,目标也就越容易实现。提高护士的工作能力是提高护士激励水平的重要因素。管理者要相信人人都有工作的能力,帮助护士实现最佳岗位定位,通过一套完善的竞争和培训机制促使护士积极参与岗位竞争,从而不断提高护士的工作能力。

③强调工作绩效与奖励的关联性。管理者应制定出按劳分配的工资和奖励制度,使员工多劳多得,并说到做到、信守诺言,且保持奖励政策稳定,让护士清楚什么样的工作结果得到什么样的奖励,使护士看到奖酬和她们工作绩效相关联。

④重视护士的个人效价。任何奖励报酬只有对人产生足够大的吸引力时,才会激发积极性。护士长在给予激励时应注重护士对报酬反应的个人倾向性,奖励要因人而异、内容丰富、形式多样、奖人之需,最大限度满足护士的需要,激发护士的工作潜能。

⑤建立长效的沟通机制。护士在实现激励目标的过程中,内心需要、目标期待、对管理

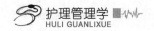
者激励目标的信息反馈及工作能力等方面都会发生变化,管理者只有及时了解这些变化,才能为长期有效的护士激励提供帮助。长效的沟通机制是保证护士激励措施有效运行的关键,它能使管理者有效地获取信息,整合情感要素,充分尊重护士发展中合理的内心需求,使护士把心里话和内心情感尽情表达出来,同时也能把管理者对护士的关爱、尊重、赞美、信任等信息传达给护士,从而在护士内心深处激发起对组织的向心力、凝聚力和归属感,不断增强工作自信心。

2. 公平理论

公平理论是美国心理学家亚当斯于 20 世纪 60 年代提出来的。

(1)主要观点

①公平理论认为职工在受到奖酬之后,积极性是否增加,受需要是否得到满足的影响。同时,在奖酬与满足感之间,还有一个介入因素,那就是奖酬公正性的感觉。报酬多少固然影响员工的积极性,报酬分配是否公平也同样影响员工的工作积极性。也就是说,人们的工作态度和积极性不仅受其所得的绝对奖酬的影响,而且还受其所得的相对奖酬的影响。

②人们在衡量公平性时会用横向比较和纵向比较。横向比较是将自己所做的付出和所得的报酬,与一个和自己条件相当的人的付出和所得的报酬进行比较,从而对此作出相应的反应。纵向比较是指个人对工作的付出和所得与过去进行比较时的比值。

③当员工感到不公平时会采用的做法有:曲解自己或他人的付出或所得;采取某种行为使得他人的付出或所得发生改变;采取某种行为改变自己的付出或所得;选择另外一个参照对象进行比较;辞去自己的工作。

(2)公平理论在护理管理中的应用

①正确理解员工的比较和由不公平感产生的行为。员工之间相互比较是一种普遍性心理现象,要杜绝比较是不可能的。根据公平理论的观点,员工把自己的贡献与奖酬的比率进行衡量,多数情况下是认为自己的贡献没有得到他人、领导及社会的承认,从而产生不满情绪和挫折感。

②建立良好、有效的激励制度。管理者应综合考虑多方因素,制定大多数人认可的分配细则,奖惩明确、制度化,让护士清楚什么样的行为会得到什么样的奖励,减少因模糊操作而带来的不公平感。

③引导员工正确对待自己和别人。公平与不公平感是个体的一种主观感觉,管理者应了解和关心员工的心理状态,加强实际情况的解释说明、信息的沟通及适当的教育,引导员工正确对待自己和别人,正确对待奖酬,把旺盛的精力用于组织目标的完成。

④公平不是平均主义。在管理中要注意公平问题,但不是提倡平均主义、大锅饭。个人对组织的贡献大小不同,组织对个人的报酬也应有区别,贡献大的应得到更多的奖励。

第二节 沟 通

现代管理学认为,要成功地管理一个高效的团队,没有良好的沟通技巧是不可想象的。管理的秘诀就是"沟通、沟通、再沟通"。

一、概念

沟通是指信息从发送者到接受者的传递和理解的过程。沟通具有以下的含义:沟通是双方的行为,必须有信息的发送者和接收者;沟通是一个传递和理解的过程;信息内容,并不像有形物品一样由发送者直接传递给接受者。

二、沟通的类型

(一)按照沟通方式划分

1.语言沟通

语言沟通包括口头沟通和书面沟通。

(1)口头沟通　利用口语面对面进行沟通,是管理者最常用的形式。有正式和非正式面谈、会议等。优点是沟通是双向的,信息发送者能立即得到反馈,沟通者可控制沟通内容的深浅度。缺点是缺乏书面沟通的准确性与清晰性。

(2)书面沟通　是用文字、图表等形式进行的沟通。通常用于组织或管理者的信息必须广泛宣传或保留时,如规章制度、工作职责、标准、报告、文件等。优点是沟通内容准确、清晰,可永久保存,不容易在传递中被歪曲。接收者可根据自己的时间和速度详细理解。缺点是不能及时得到接收者的反馈。

2.非语言沟通

语言沟通形式之外的沟通均可划分为非语言沟通。非语言的信息可以用多种方式表达,如动作、手势、面部表情、姿势、触摸及人的衣着服饰、行为举止等。有研究显示,人们日常的沟通至少有2/3是通过非语言形式完成的。优点是可反映交流者的真实思想感情,沟通时可"察言观色"。缺点是容易"以貌取人"。

(二)按照沟通渠道划分

1.正式沟通

正式沟通是指在组织系统内,依据一定的组织原则,按权力等级链所进行的信息传递与交流。如公函往来、召开会议、调查访问等。优点是具有权威性、严肃性、约束性和保密性,沟通效果较好。缺点是较刻板,传递速度慢,有信息失真、漏传或歪曲的现象。

2.非正式沟通

非正式沟通是在正式沟通渠道之外进行的信息传递和交流。如会后交流意见、朋友聚会、传播谣言等。非正式沟通一方面可满足组织成员社会交往的需要,另一方面可弥补和改正正式沟通的不足。优点是沟通形式不拘、传播速度快,可反映员工的真实思想、态度和动机。缺点是随意性强,易失真、曲解,还可能导致"小集体""小圈子",易涣散人心和团队的凝聚力。

(三)按照沟通方向划分

1.垂直沟通

垂直沟通分为下行沟通和上行沟通。下行沟通是管理者通过指挥系统自上而下地传送各种指令及政策的过程。它是保证组织正常工作的重要形式。上行沟通是指下属通过一定的渠道与上级管理决策层所进行的信息交流。通常用于请示、汇报、建议等。它的表达方式有逐级传递和越级反映两种。

2.横向沟通

横向沟通是指发生在工作群体内部同级同层次成员之间的信息交流。目的是谋求相互之间的了解和工作上的协作配合,因此一般带有协商性和双向性。横向沟通可以加速信息的传递速度,克服信息传递按照等级上下回传而延误时机的缺点。

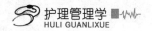
3.斜向沟通

斜向沟通是指不属于同一部门和等级层次的单位或人员之间的信息沟通。主要用于相互之间的情况通报、协商和支持,带有明显的协商性和主动性。

(四)按照沟通的功能划分

1.工具式沟通

工具式沟通是指发送者将信息、知识、想法、经验、意见、要求等传递给接收者,目的是通过传送信息资料,试图影响和改变接收者的认识、思想、行为。沟通作为工具可对组织成员起到影响、控制和激励功能。

2.感情式沟通

感情式沟通是指沟通的双方表达情感,以获得对方精神和感情上的同情、理解和共鸣,维护或缓解与对方的人际关系等。

(五)按照有无反馈划分

沟通分为单向沟通和双向沟通。单向沟通是指没有反馈的信息传递。双向沟通是指有反馈的信息传递,是发送者和接受者相互之间进行信息交流的沟通。

三、沟通的过程

沟通的过程就是信息传递和交流的过程。完整的沟通过程包括七个环节,如图 7.2 所示。沟通过程始于主体发出信息,终于主体得到反馈,信息的主体、沟通渠道和信息接收者是最关键的几个环节。

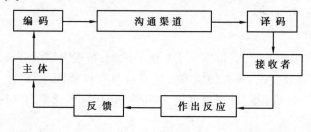

图 7.2 沟通过程

沟通过程的各环节作用如下:

①主体:信息的发出者或信息源。

②编码:主体采取某种形式传递的信息内容。

③沟通渠道:也称媒体,是信息传递的途径。

④译码:接收者对收到的信息作出的解释、理解。

⑤接收者:沟通的客体。

⑥作出反应:体现出的沟通效果。

⑦反馈:沟通效果返送给主体。

四、有效沟通的原则

(一)常见的沟通障碍

1.信息发出者障碍

作为信息沟通的起始,信息发出者对接收者接受和理解信息负有责任。发生障碍的原因有信息编码不准、信息传递不全、信息传递不适等。

2. 信息接收者障碍

常见的原因有接收者忽视信息资料、对信息理解有误、译码不准确、拒绝接收信息等。

3. 沟通渠道障碍

常见的原因有选择的沟通媒介与信息不匹配、媒介之间相互冲突、沟通渠道长且环节多造成信息失真等。

(二)有效沟通的原则

1. 信息明确原则

信息明确原则是指沟通时所使用的语言和传递方式是能够被接收者理解的信息。信息的发出者应注重语言表达能力,使用他人能理解的文字、语言、语气来表达,使信息清楚明确,易于接收者理解。

2. 确保适时性原则

信息传递的适时性包括两方面内容,一是对规章制度、操作规程、政策等信息应保证及时性;二是对涉及人事安排、组织调动等信息应控制信息传递的时限性,提高信息的针对性,考虑信息的保密性,注意信息的使用范围。

3. 正确利用非正式沟通渠道原则

非正式沟通渠道具有传播速度快、方式简洁、反馈快的特点。管理者可适当、有效地利用非正式组织沟通形式。这对补充正式组织沟通,做好组织协调工作具有一定的积极意义。

4. 重视交流与倾听原则

在沟通中,语言是最直接、最重要和最常见的一种沟通途径。有效的语言沟通很大程度上取决于倾听。倾听包含听清内容、注重要点、理解含义、记住要点四层内容,是一种完整获取信息的方法。

5. 重视信息反馈原则

信息在传递、执行过程中需要信息反馈,这是确保信息准确性的一条可靠途径。这种信息反馈要求是双向性的。

五、有效沟通的策略和技巧

(一)设定沟通主体

沟通前要明确沟通的目标,设想沟通中可能出现的问题,设计一些预防性的对策。掌控和保持沟通内容的主题方向,防止文不对题或非主题内容冲淡、回避了沟通主体而达不到沟通目的。

(二)计划沟通内容

沟通前应对沟通内容进行梳理,信息量适中,突出或强调重点,便于对方记忆。防止内容过多、信息超载而出现难以控制的情况,造成信息混乱或对信息内容的误解。

(三)选择合适的沟通方式

选用恰当的沟通方式对增强沟通的有效性十分重要,针对不同的沟通需要,应采取不同的沟通方式。如从沟通的速度考虑,口头和非正式沟通就比书面和正式沟通的速度快;从反馈性能来看,面对面交谈可以获得立即的反应,而书面沟通有时则得不到反馈。

（四）保持安静的沟通环境

避免受到噪声、电话或来人的干扰，以保证沟通过程中情绪的一致性。

（五）沟通时要学会倾听

倾听和一般的听有所区别，它是一种通过积极的听来完整地获取信息的方法，主要包括注意听、听清、理解、记忆和反馈五层内容。要全神贯注、专注对方、集中精力倾听对方叙述的内容，尽量不打断对方的谈话，不急于发表自己的意见，客观接受。移情思考，站在对方的角度考虑问题。

（六）适时进行沟通反馈

在沟通过程中应敏锐地观察对方的反应，如对方无明显表情时，可按预定计划沟通；对方表现出兴趣时，可展开计划沟通；对方表现出焦虑烦躁时，可简略概括以加快结束。另外，还要适时追踪、考察沟通效果，了解对方对沟通内容是否理解和付诸行动。

（七）诚信

沟通应保持言行一致，切忌说一套做一套，否则会失去信誉和威信。

【思考与练习】7

一、思考题

1.在学习、生活中，你一定受到过来自父母、老师、同学的激励。请你描述当时的心情和感想。

2.结合实际，谈谈沟通的重要性。

二、单选题

1.关于有效沟通的原则，**不包括**（　　　）。

　　A.目的明确原则　　　　B.事先计划原则　　　　C.及时的原则

　　D.避免使用非正式沟通的原则　　　　　　　　E.信息明确原则

2.激励机制的源头是（　　　）。

　　A.明确动机　　　　　B.洞察需要　　　　　C.满足未满足的需要

　　D.满足需要　　　　　E.分析需要

3.根据双因素理论，下列属于激励因素的是（　　　）。

　　A.工作条件　　　　　B.人际关系　　　　　C.组织政策

　　D.领导赏识　　　　　E.工作环境

4.公平理论是美国哪位心理学家提出来的？（　　　）

　　A.赫茨伯格　　　　　B.马斯洛　　　　　C.弗洛姆

　　D.斯金纳　　　　　　E.亚当斯

5.下列属于行为改造理论的是（　　　）。

　　A.期望理论　　　　　B.需要层次理论　　　　C.双因素理论

　　D.强化理论　　　　　E.公平理论

6.信息发送者将信息译成接受者能够理解的系列符号，如语言、文字、图表、照片等，这

属于沟通过程的哪一个环节？（　　）

A. 信息源　　　　　　B. 编码　　　　　　　C. 解码

D. 传递信息　　　　　E. 反馈

7. 下列不属于正式沟通优点的是(　　)。

A. 效果较好　　　　　B. 比较灵活　　　　　C. 易于保密

D. 有较强的约束性　　E. 可以使信息沟通保持权威性

8. 某病房的护士长是一位有领导艺术的领导者,当护士工作表现出色时,护士长会立即加以表扬,实际上就是对行为作了(　　)。

A. 正强化　　　　　　B. 负强化　　　　　　C. 消极强化

D. 惩罚　　　　　　　E. 自然消退

9. 马斯洛的需要层次理论五个层次中最基本的需要层次是(　　)。

A. 安全的需要　　　　B. 生理的需要　　　　C. 社交的需要

D. 尊重的需要　　　　E. 自我实现的需要

10. 下列属于保健因素的是(　　)。

A. 工作成就感　　　　B. 工资福利待遇　　　C. 职务上的责任感

D. 对未来发展的期望　E. 工作表现机会

第八章 控　制

第一节　控制概述

在管理实践中,为了能实现组织目标,提高组织的有效执行力,就必须建立科学完善的控制系统,强化组织的控制职能。

一、概念

控制是管理者按照制订的计划和标准,监督组织的各项活动,及时采取措施纠正偏差的过程。这一概念包括三层含义:

①控制是一个过程。

②控制是通过监督和纠正偏差来实现的。

③控制的目的是保证组织目标的实现。

二、控制的功能

1. 限制偏差累积

"防微杜渐""蝼蚁之穴,溃千里之堤"说明小的偏差会积累放大并最终变得非常严重,从而对计划的正常实施造成威胁。工作中出现偏差在很大程度上是难以避免的,因此,管理控制应当能够及时获取偏差信息,及早采取有效的纠正措施,减少偏差的积累,这就要求要有有效的控制系统予以保证。

2. 适应环境变化

在实际工作中,制订出目标到目标实现,需要相当长一段时间。这期间组织内部的条件和外部环境可能会发生一些变化,需建立有效的控制系统帮助管理者预测和识别这些变化。这种监测越有效,持续时间越长,组织对外环境的适应能力就越强,组织在变化的环境中生存和发展的可能性就越大。

三、控制的重要性

1. 在执行组织中起保障作用

计划是针对未来,在制订计划和执行中都会出现变化。控制可以根据计划规定的标准对执行情况进行检测,发现偏差进行纠正;或修正计划、目标;或制定新的控制标准,充分发挥保障作用。

2. 有利于实施合理授权

有效的控制系统可以提供给被授予了权力的下属工作成效的信息和反馈,同时管理者可以监督上级的权力是否被滥用,从而使管理者合理授权给下属。

3. 在管理的各项职能中起关键作用

有效管理的基本职能,即计划、组织、领导、控制构成了一个相对封闭的循环,控制是管理职能循环中最后的一个环节。它通过纠正偏差的行动与计划、组织、领导职能紧密结合,使管理循环过程顺利进行。如果没有控制,就不知道组织运行情况和成效如何,所以控制不仅可以维持其他职能的正确活动,而且在必要时可以改变其他职能的活动。

4. 使组织超越现状

通过控制可以在计划完成、目标和标准实现的基础上发现问题、总结经验,制订继续改进和提高的目标和标准,使组织超越现状,变得更完美、更卓越。

第二节　控制的类型

控制按照不同的划分依据可分为多种类型。根据不同的业务范围分为业务技术控制、质量控制、资金控制、人力资源控制等;根据控制的性质分为预防性控制、检查性控制、矫正性控制;根据实施控制的来源分为内部控制、外部控制;根据控制信息的性质分为反馈控制、前馈控制;根据控制的方式分为正式组织控制、群体控制、自我控制;根据采用的手段分为直接控制、间接控制;根据控制点位于整个活动过程中的位置分为事先控制、过程控制和事后控制;根据纠正偏差措施的作用环节不同,分为前馈控制、同期控制和反馈控制,如图8.1所示。

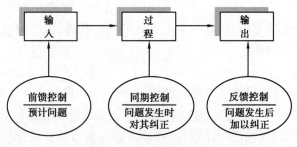

图 8.1　控制的基本类型

一、前馈控制

前馈控制又称预先控制,是计划实施前采取预防措施防止问题的发生,而不是在实施中出现问题时补救。前馈控制的工作重点是防止所使用的各种资源在质和量上产生偏差,是通过对人力、物力、财力、管理、时间、技术和信息等支撑条件的控制来实现的。例如,医院制定医疗事故防范预案,做好医院安全管理工作,属前馈控制。

二、同期控制

同期控制又称过程控制、环节质量控制,其纠正措施是在计划执行的过程中实施的。管理者通过现场监督检查、指导和控制下属人员的活动。例如,护士在护理活动过程中发生错误,护士长予以纠正;每日查对医嘱有错及时纠正等属同期控制。当发现错误时,立即提出建设性建议并采取纠正措施,又可分为现场控制和遥控控制。

现场控制适应于基层管理人员,尤其是需要快速反应的工作,也适用于员工的自我控制。例如,护士在为患者输血时发现输血袋有渗漏现象,立即进行与血库退换的有关事宜,就属于现场控制。

三、反馈控制

反馈控制又称后馈控制、终末质量控制,这类控制发生在行动之后。是分析工作的执行结果,并与控制标准相比较,发现已经产生或即将出现的偏差,分析原因和对未来的可能影响,及时拟订纠正措施并予以实施。损失已发生,但可防止偏差继续发展和再度发生。例如,护理部每月的护理质量检查结果反馈,护理差错、事故的分析等均属反馈控制。

以上三种控制各有其特点,在实际工作中往往交叉使用。前馈控制用来防止预期问题的发生;同期控制是发生在一项活动进行之中;反馈控制是发生在活动结束之后。前馈控制虽可防患于未然,但遇突发事件必须辅以同期控制,否则前功尽弃。同样,无论是前馈控制还是同期控制,都需要反馈控制来检验。

第三节　控制过程

各种不同类型的控制,其具体工作程序有所区别,但都是以预定的目标、计划和考核标准为依据。控制过程基本是由确定标准、衡量成效、纠正偏差三个关键步骤组成。

一、确定标准

确定标准是控制过程的第一步,是进行控制的基础,是对工作过程或者工作成果进行评价。制定标准就是确定控制对象、选择控制关键点、分解计划目标的过程。

(一)确定控制对象

进行控制首要遇到的问题是"控制什么",这是在确立标准之前首先要解决的问题。管理者通常选择对实现组织目标成果有重大影响的因素进行重点控制,有环境特点及其发展趋势、资源投入和活动过程等,需根据具体情况来确定控制重点。在工作成果较难衡量而工作过程难以标准化、程序化的高层管理活动中,工作者的素质和技能是主要的控制对象;而在工作方法或程序与预期工作成果之间有较明确或固定关系的常规活动中,工作过程本身就是控制的主要对象。

(二)选择控制关键点

良好的控制来源于关键控制点的正确选择,在选择控制的关键点时,应统筹考虑三个方面的因素:

①影响整个工作运行过程的重要操作与事项。

②能在重大损失出现之前显示出差异的事项,只有选择易检测出偏差的环节才有可能对问题作出及时和灵敏的反应。

③选择若干能反映组织主要成效水平的时间和空间分布均衡的控制点,以便管理者对组织总体状况形成一个比较全面的了解。

护理管理控制的关键点包括制度、护士、患者、器材设备和药品、部门、时间等。

(三)分解目标确立控制

将某一计划中的目标分解为一系列具体可操作的控制标准,是确立标准的关键环节。控制标准分定量标准和定性标准两大类。定量标准又分为实物标准、价值标准、时间标准。定性标准具有非定量性质,在实际工作中也尽量采用可度量的方法予以量化处理,如用产品等级、合格率等指标间接衡量产品质量。

护理工作中,较常用的标准有质量标准、时间标准、程序标准、行为标准等。

二、衡量成效

对照标准衡量实际工作成效,是控制过程的第二步。衡量成效是为了确定实际工作成效而对所控制的管理系统运行效果作定性或定量的描述和评价,直接关系到是否实现管理目标。

(一)建立有效的信息反馈系统

建立有效的信息反馈系统可以迅速收集反映实际工作情况的信息,及时传递给主管人员,且能将纠偏措施的指令迅速传达到有关操作人员,以便及时处理。信息的有效性体现在信息的及时性、可靠性、实用性三个方面。

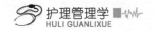

（二）确定适宜的衡量方式

管理者进行实际成效衡量之前，应对衡量什么、如何衡量、间隔时间和由谁来衡量作出合理的安排。

1. 衡量项目

这是衡量工作最为重要的方面，管理者应针对决定实际成效好坏的重要特征进行衡量，避免只衡量那些易于衡量的项目。

2. 衡量方法

衡量成效的方法较多，常用的有直接观察、报表和报告、抽样调查、召开会议、通过现象推断等。

3. 衡量频度

衡量频度即衡量次数或频率。有效控制要求确定适宜的衡量频度。不同的衡量项目，衡量的频度不一样。适宜的衡量频度取决于被控制活动的性质和要求。

4. 衡量主体

衡量主体包括工作者本人、下级、同事、上级或者职能部门的人员等。衡量的主体不同，控制的类型就不同，对控制效果和控制方法产生的影响也不同。

（三）通过衡量成绩，检验标准的客观性和有效性

衡量工作成效是以预定的标注为依据来进行，出现偏差有两种可能：一是执行中出现问题；二是标准本身存在问题。前者需进行纠正，后者需修正或更新标准。这样利用预定的标准检查各部门、各阶段和每个人的工作过程，就同时成为检验标准的客观性和有效性的过程。

三、纠正偏差

评价偏差并采取纠正措施是控制过程的第三步。成效与标准之间总存在一定的偏差，根据偏差大小和控制能力，制定纠正偏差的方案，这是控制的关键。

（一）评价偏差及其严重程度

衡量成效要通过实际成效与标准的比较找出偏差，并确定是否在可以接受的范围内。管理者要把握好偏差的大小和方向，判断偏差的严重程度，以及决定是否立即采取纠正措施。

（二）采取纠正行动

在对偏差进行评价后，管理者可以采取以下行动：一是如果没有偏差，就不予以干涉。二是如果有偏差，则要分析原因并采取措施。

为保证控制的针对性和有效性，在制定和实施纠正措施时要注意以下问题：一是找出偏差产生的原因；二是确定纠正措施实施的对象；三是选择恰当的纠偏措施。

第四节　控制方法

管理实践中采用的控制方法比较多。一般将控制方法分为预算控制和非预算控制。预算是组织对未来一定时期内预期取得的收入和计划花费的支出所列的清单。预算控制是根据预算规定的收入和支出标准来监督和检验各部门的经营活动,保证各部门、各项活动在实现利润的过程中对资源的利用。非预算控制又分为质量控制和数量控制,质量控制通常用语言评价人的成效,包括管理审核、内部审核、外部审核、个人观察、成效评估等;数量控制通常用数字评价人的成效,通常采用甘特图、盈亏平衡分析、偏差分析等。

护理管理学中常用的控制方法有以下几种:

一、行为控制法

管理控制中最主要的方面就是对人员的行为进行控制,这是因为在任何组织中最重要的资源是人,任何高效的组织都配备着有能力高效地完成指派任务的优秀人才,这可以从周围许多组织的情况得到证明。怎样选择人员,怎样使员工的行为更有效地趋向组织目标,这就涉及人员行为的控制问题。行为控制包括直接监督、目标管理和行政控制。

(一)直接监督

直接监督是行为控制最直接、最有效的方式。管理者可根据需要监督下属的行为,并告知哪些是合适的行为或不合适的行为,采取纠正措施进行干预。例如,护士长或带教老师对新上岗的护士、实习生、进修生的控制多采用此方式。通过个人监督进行控制所获得的信息具有较高的准确性,是一种有效的奖励员工和提高效率的方法。但此种方法管理成本高,不利于下属创造性的发挥,且对监督者的知识、经验和沟通能力有较高要求。

(二)目标管理

把总目标分解成不同层次的子目标,并确定各自的考核标准,输入被控系统,然后将被控系统的执行结果与预期目标及考核标准进行对照检查,以发现问题。实行目标管理是一种为提高效率而进行的系统化的目标设定过程,也是对下属实现特定组织目标或业绩标准、执行运营预算的能力进行评估的系统。目标管理作为一种控制方法,它比较清晰、明确,各级管理者容易作出判断,如果各个子系统能达成目标,就能确保整个组织达成目标,提高控制的可靠程度。

(三)行政控制

行政控制是一种由规则和标准操作程序组成的综合系统进行的控制,其目的是塑造和规范组织及员工的个人行为。规则和标准操作程序指导行为,并对员工在遇到需要解决的问题时应该做什么作了详细的说明。当员工遵守管理者制定的规则时,他们的行为是标准化的。培训员工遵守那些已经证明在特定场合最有效的规则行为,是使员工行为标准化的有效方式。行政控制也有不利的方面,可使组织变得官僚化,对环境变化反应迟钝,员工变得墨守成规等。因此,管理者必须对自己使用行政控制的方式始终保持一种敏锐的洞察力。

二、组织文化与团体控制法

组织文化是组织在长期生存和发展过程中所形成的价值观、群体意识、工作作风和行为准则的总和。团体控制是通过分享价值观、规范、行为标准和共同愿望,对组织内个人和群体施加控制。组织文化不是通过外部强制发挥作用的约束系统,而是通过员工内化价值观

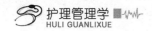
和规范,进而由这些价值观和规范约束指导他们行为的。组织文化是通过创造人的价值观、社会化过程、仪式和典礼以及故事和语言等形式传递给组织成员的。例如,对新护士进行授帽、宣誓等仪式均属此种控制。

管理者的一项最重要的工作就是选用最合适的控制方法。在护理管理过程中,何种控制方法最有效,需具体问题具体分析,不能生搬硬套。

【思考与练习】8

一、思考题

1.比较前馈控制、同期控制和反馈控制的优缺点。

2.控制过程一般有哪些步骤?

二、单选题

1.控制的分类中,按照管理者控制和改进工作的不同方式进行分类的是(   )。

    A.前馈控制和资金控制　　　　B.间接控制和直接控制　　　　C.同期控制和定期控制

    D.实施控制和全面控制　　　　E.技术控制和人员控制

2.控制能反映其在计划实施前就采取预防措施的是(   )。

    A.定期控制　　　　　　　　　B.间接控制　　　　　　　　　C.前馈控制

    D.资金控制　　　　　　　　　E.人员控制

3."乳腺癌的发生率"属于控制中的(   )。

    A.前馈控制　　　　　　　　　B.定期控制　　　　　　　　　C.全面控制

    D.反馈控制　　　　　　　　　E.直接控制

4.管理过程中,在计划实施前采取预防措施防止问题的发生,而不是在实施中出现问题后补救,这种控制类型称为(   )。

    A.同期控制　　　　　　　　　B.过程控制　　　　　　　　　C.反馈控制

    D.前馈控制　　　　　　　　　E.要素质量控制

5.控制过程的关键是(   )。

    A.确立标准　　　　　　　　　B.衡量成效　　　　　　　　　C.纠正偏差

    D.收集信息　　　　　　　　　E.分析信息

6.保证急救物品完好属于护理质量控制中的(   )。

    A.前馈控制　　　　　　　　　B.同期控制　　　　　　　　　C.过程控制

    D.反馈控制　　　　　　　　　E.重点控制

7.基础护理合格率是(   )。

    A.要素控制　　　　　　　　　B.环节控制　　　　　　　　　C.终末控制

    D.综合控制　　　　　　　　　E.强行控制

8.现场控制的重点在于不间断的过程,如(   )。

    A.检查医疗护理材料的质量　　B.患者满意度调查　　　　　　C.护士自我控制

D. 护理人员绩效考核　　　　E. 患者自我管理

9. 某三甲医院只招聘有护士执业证书且身体健康的护士作为新员工,有助于减少在岗护士因无资质或疾病导致的生产力低下和一些不必要的损失。这属于(　　)。

　A. 前馈控制　　　　　　　B. 同期控制　　　　　　　C. 过程控制

　D. 现场控制　　　　　　　E. 反馈控制

10. 护理差错事故发生次数是(　　)。

　A. 前馈控制　　　　　　　B. 同期控制　　　　　　　C. 过程控制

　D. 现场控制　　　　　　　E. 反馈控制

第九章 护理质量管理

第一节 护理质量管理概述

美国著名质量管理大师约瑟夫·朱兰博士曾预言:21世纪将是质量的世纪,质量将成为组织成功的有效武器,成为社会发展的强大动力。医疗护理质量管理是医院管理的核心内容和永恒话题,是衡量医院管理水平的关键指标。

一、概念

护理质量是指护理服务表现与服务效果的优劣程度,集中反映在护理服务满足服务对象规定的或潜在的要求的特征方面,是在护理过程中形成的客观表现。

护理质量管理是指按照护理质量形成的过程和规律,对构成护理质量的各要素和环节进行计划、组织、协调和控制,以保证护理质量达到规定的标准,满足甚至超越服务对象需要的活动过程。

二、护理质量管理的特点

护理质量管理是医院服务质量管理的重要组成部分,既与医疗质量管理密不可分,又有其自身的特点。

(一)广泛性

护理质量管理不仅有护理技术质量管理,还有护理制度管理、护理信息管理等;除病房管理外,还有门诊、急诊、手术室、供应室等各个部门。这些方面和这些部门的护理质量管理在整个医院服务质量管理体系中,几乎无处不在,直接影响整个医院的质量管理水平。

(二)群体性

护理质量管理的群体性主要体现在护理服务的群体性,一方面是指服务对象的群体性,使得护理人员在临床护理工作中,既要提供公平、公正、一视同仁的服务,又要兼顾病人的个体差异、特殊需求等;另一方面,护理工作强调时间性、连续性、衔接性和集体性,要求既要发挥每个人的技术专长,又要注意整个群体的协调配合。

(三)复杂性

护理质量管理涉及的环节多、人员多、流程多,构成了管理的复杂性。为保障病人得到高质量的医疗护理服务,必须加强连续的、全过程的质量管理。

第二节　护理质量管理的方法与技术

护理质量管理的方法很多,包括 PDCA 循环、DAT 模式、QUAC—ERS 模式、质量管理圈等,其中 PDCA 循环是护理质量管理最基本的方法。

一、护理质量管理的基本方法——PDCA 循环法

PDCA 循环法是 20 世纪 50 年代美国著名质量管理专家戴明博士提出来的,是现代质量管理的基本方法之一。PDCA 是英语 Plan(计划)、Do(实施)、Check(检查)和 Action(处理)四个词的缩写,它是运用反馈原理对质量进行的管理,每个循环包括四个阶段八个步骤,如图 9.1 所示。

(一)计划阶段(Plan)

计划阶段是第一阶段,包括四个步骤:

第一步,调查分析质量现状,找出存在的问题。

第二步,查出质量问题的原因。

第三步,找出影响质量问题的主要因素。

第四步,针对主要原因研究对策,制订明确具体计划,即回答"5W1H",为什么要这样做(Why)、做什么(What)、谁来做(Who)、什么时候做(When)、在什么地方做(Where)、怎样做(How)。

(二)实施阶段(Do)

实施阶段是第二阶段,也是管理循环的第五个步骤,是组织有关护理人员根据第一阶段

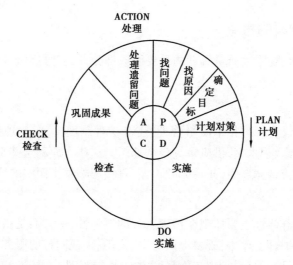

图 9.1　PDCA 循环图

制订的计划,采取相应的措施,来达到预定的目标。

(三)检查阶段(Check)

检查阶段是第三阶段,也是管理循环的第六个步骤,是根据计划的要求,对实施的情况进行检查,将实际结果与预期目标作比较,检查计划的执行情况,寻找和发现问题并进行改进。

(四)处理阶段(Action)

处理阶段是第四阶段,包括两个步骤:

第七步,巩固成绩,把成果纳入标准和规范中,把失败的教训记录在案,防止不良后果的再次发生。

第八步,将遗留问题和新发现问题转入下一个循环中去解决。

这种循环周而复始,原有问题解决了又会产生新的问题,问题不断产生又不断得到解决,循环不止,这就是质量管理持续改进的过程,也是护理质量管理必须遵循的工作方法。

二、护理质量标准化管理

护理质量标准化管理方法也是一种较常用的管理方法。这种方法认为管理的首要任务是建立质量标准,它是护理质量管理的基本前提。

(一)标准与护理质量标准

1.标准

标准是计量现实和预期工作的尺度,是衡量事物的准则,是共同遵守的原则或制度,也是衡量各项工作的标尺和依据。

2.标准的类型

标准的类型很多。按性质划分为强制性标准和推荐性标准;按习惯划分为技术标准和管理标准;按级别划分,我国的标准分为国家标准、行业标准、地方标准、企业标准。《护士条例》、卫生部 1989 年颁布的《综合医院分级管理标准(试行草案)》及 2005 年颁发的《医院管理评价指南(试行)》均属于国家标准。

3. 护理质量标准

护理质量标准是根据护理工作的内容、特点、流程、管理要求和服务对象的特殊性而制定的护理人员应遵守的准则、规定、程序和方法。

(二)标准化与护理标准化管理

1. 标准化

标准化是指科学地制定标准和贯彻执行标准的全部活动过程,即标准的形成和执行过程,包括标准的制定、标准的执行和标准的修订三个程序。

2. 护理质量标准化管理

护理质量标准化管理是指制定护理质量标准,实施护理质量标准,进行标准化建设的工作过程。

3. 制定护理质量标准的原则

(1)科学性与先进性原则 制定质量标准要有科学依据,要以大量事实经验为基础,以能满足病人需要,有利于规范护士行为,提高护理质量,促进护理学科发展为根本目的。

(2)实用性与合理性原则 从客观实际出发,标准值基于事实又略高于事实,即标准应经过努力才能达到。

(3)可衡性原则 标准尽量用数据来表达,即量化指标。

(4)民主性原则 制定质量标准应具有群众基础,所属成员应参与制定过程,共同确定质量要素和标准,体现民主管理。

(5)严肃性与相对稳定性原则 标准一经发布,就成为规则、准则,就应具有权威性和约束力,因此,应保持各项标准的相对稳定性。

(三)护理标准化体系

护理质量管理对象繁多,内容复杂,涉及面广,技术性强,需要建立配套、完善的各种标准,形成相互依存、相互制约的标准体系。由于划分条件不同,形成了不同的护理标准体系。

1. 根据护理质量管理结构和内容划分

根据护理质量管理结构和内容划分为要素质量、环节质量和终末质量。

(1)要素质量 是指提供护理工作的基础条件质量,包括人员配备质量、技术质量、仪器设备质量、环境质量、基础质量管理等,是构成提供护理服务的基本要素。

(2)环节质量 是指各种要素通过组织管理形成的各项工作能力、服务项目及其工作程序方面的质量,包括从就诊到入院、诊断、治疗、疗效评价及出院等,属护理活动过程质量。

(3)终末质量 是指病人所得到的护理效果的综合质量,是从病人角度评价所得到的护理效果与护理质量。包括压疮发生率、差错发生率、分级护理合格率等。

2. 根据标准的制定权限、适应领域划分

根据标准的制定权限、适应领域划分为国际标准、国家标准、卫生部标准、地方标准、医院标准等不同层次的标准。

3. 根据护理质量有效范围划分

根据护理质量有效范围划分为护理技术质量标准、护理文件书写质量标准、临床护理质量标准以及护理管理质量标准四大类。

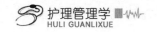

4.根据护理管理性质划分

根据护理管理性质划分为业务技术标准、护理管理标准、经济管理标准三部分。

5.根据 ISO 9000 国际质量认证要求划分

根据 ISO 9000 国际质量认证要求划分为护理技术操作质量标准、护理管理质量标准、护理文件书写质量标准、临床护理质量标准。

(1)护理技术操作质量标准　包括基础护理技术操作和专科护理技术操作质量标准。每一项护理技术操作质量标准均包括：

总标准：严格执行三查七对；正确、及时、省力、省物；严格执行无菌操作原则；操作熟练；体现人文关怀等。

分标准：分为三个部分，准备质量标准(包括护理人员准备、病人准备、环境准备和物品准备)、环节质量标准(操作过程中的各个步骤)和终末质量标准(操作完成后达到的效果)。

标准值：90% ~95%(医院分级管理评审标准)。

计算公式：护理技术操作合格率 $= \dfrac{考核护理技术操作合格人次数}{考核护理技术操作总人次数} \times 100\%$ （9.1）

(2)护理管理质量标准　总体要求是认真贯切落实国家的相关法律法规和卫生行业的相关规章制度，建立健全医院的各项工作制度，加强科学管理，确保医疗基础质量，保障病人的安全，提高病人的满意度。

(3)护理文件书写质量标准　护理文件包括体温单、医嘱单(长期、临时)的执行单、护理记录单(一般病人和危重病人护理记录单)、手术室护理记录单等。在记录中要遵循客观、准确、及时、全面的原则。

标准值：90% ~95%(医院分级管理评审标准)。

计算公式：护理文件书写合格率 $= \dfrac{书写合格的份数}{抽查护理文书的份数} \times 100\%$ （9.2）

(4)临床护理质量标准　包括分级护理质量标准(特级护理、一级护理、二级护理和三级护理质量标准)和护理服务质量标准。

特级护理质量标准：包括专人护理，备齐急救物品和药品；制订并执行护理计划；严密观察病情，正确及时做好各项治疗与护理，建立特别护理记录单；做好各项基础护理和专科护理，无并发症发生。

一级护理质量标准：包括密切观察病情，每小时巡视病人一次，准备相应急救物品；制订并执行护理计划，建立危重病人护理记录单，做好晨晚间护理，保持皮肤清洁，无压疮。

标准值：85% ~90%(不同等级医院要求不同)。

计算公式：特级、一级护理合格率 $= \dfrac{特级、一级护理病人合格数}{抽查特级、一级护理病人总数} \times 100\%$ （9.3）

护理服务质量标准主要针对护理人员的服务态度(表情、言行)、及时性、主动性、病人感知的技术操作水平和解答问题等的满意程度，设计问卷发给病人或陪护人员，由他们参与评价。

第三节　护理质量评价

护理质量评价是护理管理中的控制工作之一，贯穿于护理工作的全过程。

一、概念

护理质量评价是判断预定护理目标取得进展的数量和效果的过程。包括四个方面的内容,即制定目标,阐明目标取得进展的客观标准,测量与说明取得进展的程度,以及对今后工作提出建议。有效的护理质量控制可促使护理人员的护理行为、职业素质、道德水平都符合质量标准的客观要求,可达到提高护理工作效率、质量和科学管理水平的目的。

二、护理质量评价的原则

(一) 实事求是原则

评价应建立在以事实为依据的基础上,以科学的态度认真分析和比较。评价的标准应客观实际,能让评价对象接受,经得起实际工作的检验。

(二) 可比性原则

对比要在双方水平、等级相同的人员中进行;制定标准要适当,要从社会、环境、人等各方面因素全面考虑。

(三) 避免片面性和局限性原则

可通过样本量推测和分析整体质量状况,并可避免片面性和局限性。评价要注意效果,目的是改进工作,所以对评价的信息应采取多种方式及时反馈,指出改进措施和方向。

(四) 以病人需要和满意为原则

病人满意是现代护理质量控制的最高标准,评价时要充分考虑病人的需要,做好持续的质量改进。

三、护理质量评价的内容及方法

(一) 护理质量评价的内容

1. 人员的质量评价

(1) 基本素质评价 从政治素质、业务素质、职业素质三个方面来综合评定基本素质;从平时医德表现及业务行为看其政治素质及职业素质;从技术考核成绩、理论测试等项目来考核业务素质。

(2) 行为过程评价 主要是对护理活动的过程质量进行评价。考核在护理全过程的各个环节是否体现以病人为中心的思想,是否贯彻病人至上的服务宗旨。

(3) 行为结果评价 结果质量是对护理服务结果的评价。对护理人员质量评价内容多为定性资料,如护理工作和服务态度满意率、护理人员年终考核合格率等。

(4) 综合评价 即用几方面的标准综合起来进行评价,凡与护理人员工作结果有关的活动都可结合在内。

2. 临床护理活动的质量评价

(1) 基础质量评价 即要素质量评价,主要着眼于评价执行护理工作的基本条件,包括组织机构、设施、仪器设备以及护理人员素质等。

(2) 环节质量评价 评价主要内容包括开展整体护理情况,心理护理及健康教育的数量及质量,执行医嘱准确率,观察病情及治疗反应,是否动态地修改护理计划,是否以病人为中心开展主动护理等。

(3)终末质量评价(护理结果评价) 是评价护理活动的最终效果,指每个病人最后的护理结果,或成批病人的护理结果质量评价。

(二)护理质量评价的方法

1.建立质量管理的机构

质量管理和评价要有组织保证,落实到人。在我国,医院一般是在护理部下设立质量督导科(组)或质量管理委员会。质量督导科(组)是常设机构,配备1~3名高年资护理人员;质量管理委员会是临时机构,一般由护理部主任(副主任)领导,各科室护士长参加,分项(如护理理论、临床护理、文件书写等)或分片(如门诊、手术室等)检查评价。多采用定期自查、互查互评或上级检查方式进行。院外评价经常由上级卫生行政部门组成,并联合各医院评价组织对医院工作进行评价,其中护理评审组负责评审护理工作质量。

2.加强信息管理

加强信息管理应注意获取和应用信息,对各种信息进行集中、比较、筛选、分析,从中找出影响质量的各种不同因素,再从整体出发,结合客观条件作出指令,然后进行反馈管理。

3.采用统计方法发现问题

建立反映护理工作数量、质量的统计指标体系,使质量评价更具有科学性。按照统计学的原则,正确对统计资料进行逻辑处理。

4.常用的评价方式

常用的评价方式有同级评价、上级评价、下级评价、服务对象评价(满意度)、随机抽样评价等。

【思考与练习】9

一、思考题

1.护理质量管理的特点有哪些?
2.PDCA循环法的内容及步骤有哪些?

二、单选题

1.护士长每周对病房急救物品完好情况进行检查,这种质量控制手段属于(　　)。

  A.要素质量控制　　　　　　B.环节质量控制　　　　　　C.结果质量控制

  D.过程质量控制　　　　　　E.终末质量控制

2.在护理质量管理PDCA循环方法中,其中D代表(　　)。

  A.计划　　　　　　　　　　B.实施　　　　　　　　　　C.检查

  D.处理　　　　　　　　　　E.控制

3.拟定护理技术质量标准,下列提法不妥的是(　　)。

  A.考虑到科学性、先进性　　B.考虑到严肃性、稳定性

  C.简明扼要,简繁相宜　　　D.应与现实相适应,基于现实又低于现实

E. 标准尽量用数据来表达,即量化指标

4. 护理要素质量管理**不包括**( )。

　　A. 仪器设备　　　　　　　B. 时间　　　　　　　　C. 人员

　　D. 医疗护理技术　　　　　E. 药品物资

5. 护理质量管理的关键,首先是( )。

　　A. 树立正确的观念　　　　B. 确立护理质量标准　　C. 建立教学基地

　　D. 完善科学方法　　　　　E. 采用统计数据

6. 护理质量标准的稳定是( )。

　　A. 相对的　　　　　　　　B. 绝对的　　　　　　　C. 正确的

　　D. 错误的　　　　　　　　E. 间断的

7. 把执行结果与预定目标进行对比属于( )。

　　A. PDCA 的计划阶段　　　B. PDCA 的实施阶段　　C. PDCA 的循环阶段

　　D. PDCA 的处理阶段　　　E. PDCA 的检查阶段

8. 护理质量评价是判断预定的护理标准所取得的进展和( )。

　　A. 要素质量　　　　　　　B. 环节质量　　　　　　C. 终末质量

　　D. 综合质量　　　　　　　E. 最新质量

9. 根据重症监护管理质量标准,抢救器材完好率应达到( )。

　　A. 99%　　　　　　　　　B. 80%　　　　　　　　C. 95%

　　D. 85%　　　　　　　　　E. 100%

10. 护理部要经常深入基层了解情况,分析影响护理质量的( )。

　　A. 不可控因素　　　　　　B. 全部因素　　　　　　C. 表面因素

　　D. 潜在因素　　　　　　　E. 局部因素

第十章 护理安全管理

第一节 法学与护理管理

法是各种社会关系强有力的调整者,法的特征决定了它对护理学科发展的作用是直接的、稳定的和强制的。为了保证护士在护理实践中的护理行为与法的原则一致,以及保护自身的正当权益,护士及护理管理者有必要学法、遵法、用法。

一、相关的卫生、护理法规

(一)《医疗机构管理条例》

1994 年 9 月 1 日起施行。《医疗机构管理条例》是我国医疗机构管理法律体系的主干,是纲领性法规。它明确规定了我国医疗机构管理的基本内容,医疗机构必须遵守的规范,以及违反有关规定的法律责任。

(二)《中华人民共和国护士管理条例》

1994 年 1 月 1 日起实施。《中华人民共和国护士管理条例》明确指出发展护理事业,促进护理科学发展,护士的劳动受全社会的尊重,护士的执业权利受法律保护,任何单位和个人不得侵犯。

(三)《护士条例》

2008年5月12日起施行。《护士条例》是新中国成立后我国的第一部有关护士和护理工作的法律。它的颁布实施填补了我国护士立法的空白,是我国护理发展史上的里程碑。它规范了护士执业行为,维护护士的合法权益,促进护理学科发展,是保障医疗安全和他人健康的有效的法律依据。

(四)《中华人民共和国执业医师法》

1999年5月1日起施行。《中华人民共和国执业医师法》是为了加强医师队伍的建设,提高医师的职业道德和业务素质,保障医师的合法权益,保护人民健康而制定的法规。

(五)《医疗事故处理条例》

2002年9月1日起施行。《医疗事故处理条例》是处理医疗事故的卫生法规依据,条例解释了医疗事故的定义、医疗事故的等级、医疗事故的预防及处理等内容。

(六)《消毒管理办法》

2002年7月1日起实施。《消毒管理办法》从预防传染病的目的出发,对医疗卫生机构的消毒作出具体规定:医疗卫生机构应当建立消毒管理组织,制定消毒管理制度,执行国家有关规范、标准和规定,定期开展消毒与灭菌效果检测工作等。

(七)《医院废物处理条例》

2003年6月16日起实施。《医院废物处理条例》是为了加强医疗废物的安全管理,防止疾病传播,保护环境,保障人体健康而制定的。

二、护理工作中潜在的法规问题

(一)侵权行为与犯罪

侵权行为是指医护人员对患者的权利进行损害导致患者利益受损的行为。主要涉及侵犯自由权、生命权、隐私权。

如果由于不当的约束造成患者死亡的,就是犯罪,将依法受到惩处。如因输血差错导致病人死亡、在医院内滑倒导致病人骨折等,都是近年来病人起诉护士的常见原因。

(二)失职行为与渎职罪

过失是指由于疏忽大意和过于自信的两种心理状态造成的有害结果。疏忽大意是指不专心致志地履行职责,因一时粗心或遗忘而造成客观上的过失行为。如对危、急、重病人不采取任何急救措施或转院治疗出现的贻误治疗或丧失抢救机会;查对不严格或查对错误出现的打错针、发错药;不执行消毒、隔离制度和无菌操作规程出现的交叉感染。

(三)临床护理记录不规范

包括执行医嘱的记录、体温单的填写、危重病人的监护记录以及护理诊断、护理计划、护理措施等。这不仅是检查衡量护理质量的重要资料,也是医生观察诊疗效果、调整治疗方案的重要依据,更是一个重要的法律证据,在法律上有不可忽视的重要性。

(四)执行医嘱的合法性

医嘱是护士对病人实施评估和治疗的法律依据之一。护理人员应严格认真执行医嘱,

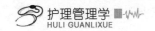

任意篡改或无故不执行医嘱都属于违规行为。但发现医嘱有明显错误的,护理人员有权拒绝执行,并向医生提出质疑和申辩;反之,若明知医嘱可能给护理对象造成损害,仍然机械地执行,护理人员将与医生共同承担法律责任。

(五)麻醉药品与物品管理

护士使用麻醉药品必须与医嘱一致,如利用自己的权力窃取、贩卖或自己使用,将构成贩毒罪和吸毒罪。此外,护士还负责保管和使用贵重药品和医疗用品等,如护士利用职务之便占用这些物品,情节严重者,将触犯法律,可构成盗窃公共财产罪。

(六)护生的法律问题

护生是学生,只能在执业护士的严密监督和指导下才能实施护理。如果在执业护士的指导下,护生操作不当给病人造成损害,护生不负法律责任。如果未经带教护士批准,擅自独立操作导致病人的损害,那么护生也要承担法律责任,病人有权要求其给予经济赔偿。

三、用法规范护理行为

(一)依法执业

《中华人民共和国护士管理办法》明确规定:护士未经注册,不得从事护理工作。

(二)尊重患者的生命健康权

生命权是指患者在患病期间所享有的生存权。医疗机构对危重患者应当立即抢救。对危重患者,医师应采取措施进行诊疗,不得拒绝急救处理。

健康权是指患者恢复健康和增进健康的权益。

(三)规范操作

护士在执业过程中,必须遵守执业道德和医疗护理工作的规章制度以及技术规范。要规范书写,制定护理记录单书写质量标准。

(四)正确处理口头医嘱

一般情况下,医师不得下口头医嘱。因抢救危重患者或手术时需要下达口头遗嘱的,护士应当复述一遍,经医生核对无误后方可执行,抢救结束后,医师应当即刻据实补记医嘱。

(五)尊重患者的知情同意权和隐私权

知情同意权是指患者对医务人员给自己的诊治方法,包括诊治护理方案,实施诊治护理的有效率、成功率、并发症等所承担的风险和某些可能发生的不可测的后果等信息,有获悉的权利。

隐私保护权是患者享有的私人信息和私生活依法受到保护,不被他人非法侵犯、知悉、搜集、利用和公开的一种人格权。

第二节　护理安全管理

护理安全是反映护理质量高低的重要标志,是保护患者得到良好护理和优质服务的基础,对维护医院正常工作秩序和社会治安起到至关重要的作用。

一、概念

护理安全是指在实施护理服务的全过程中,不发生法律法规和规章制度允许范围以外的心理、人体结构或功能上的损害、障碍、缺陷或死亡。

护理安全管理是指运用技术、教育、管理三大对策,采取有效措施,把隐患消灭在萌芽状态,把差错事故减少到最低限度,防范意外,创造一个安全高效的护理环境,确保病人的生命安全。

二、护理安全的重要性

安全是人的基本需要,没有安全就没有健康。在护理工作中,要对各种不安全因素进行有效的控制,减少护理差错、事故的发生,以保障病人身心健康和生命安全,提高护理质量,为病人提供令人满意而安全的护理服务。

护理安全是护理质量管理的重要内容,是评价护理质量优劣的重要指标。护理安全可带来良好的社会效益和经济效益。

三、影响护理安全的因素

(一)护士因素

护士是护理措施的实施者,护士水平的高低、人员配备情况是影响护理安全的首要因素。护士的语言、行为不当或过失给病人身心造成损害或由于技术水平低下、临床经验不足、疏忽大意、不认真执行相关法律法规、规章制度等,都会影响护理安全。

(二)病人因素

主要是病人所患疾病的复杂性、多变性、危险性、个体差异性,以及病人的遵医行为和对服务的要求、期望值等。

(三)管理因素

管理制度不健全、未经常进行业务培训、监督管理不到位也是影响护理安全的重要因素。

(四)环境因素

环境因素包括病区基础设施、药品物品配置、消毒隔离措施及其医用危险品的管理、病区治安环境等。

四、护理安全管理策略

(一)建立和完善统一的护理安全质量管理体系

针对医院护理安全质量方面存在的问题,结合医院的实际情况,制定相应的预防与控制措施,规范护理工作流程的各个环节,确保护理安全。护理部按照《护理质量考评标准》对全院护理质量进行定期检查或不定期抽查,召开会议,分析和解决存在的问题,及时纠正处理,并将检查结果反馈到各病区,各病区对存在的问题进行分析,提出整改措施。

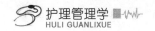
(二)健全护理安全制度及处理应急预案

1.完善和制定各项管理制度

要建立护理安全的有效体系,就必须实现对差错的严格预防和控制。制定相应的护理制度和流程,使之人人知晓并在实践中参照执行,对可能发生护理不安全的高危环节进行重点关注和整治。定期对存在的不安全隐患进行重点讲评分析。对已经出现的医疗不安全事件,应有危机处理方案,尽快找出导致不安全的危险因素,并制定相应对策。

2.对各类紧急情况有应急预案

为确保病人住院期间的安全,病人入院后护士即根据病人的病情,结合病区环境作出初步评估。科室必须健全住院患者紧急状态时的应急预案,确保安全防范措施的落实。

3.重视风险意识、法律意识教育

护理部要求护士对病人权利和护士义务有正确认识,加强风险意识教育及法律意识,规范护理行为,开展护理核心制度学习,结合《医疗事故处理条例》,让护士充分意识到遵守规章制度、遵守护理规范是对自己的保护。

4.转变观念,营造安全文化氛围

做好护理安全管理工作,首先必须在全体护理人员中树立护理安全的观念,加强职业道德教育,时刻把病人安危放在心上,树立安全第一的观念。护理管理者应着眼于系统分析,经常检查和督促护士严格遵守操作规程,并要加强护士业务素质培训,不断充实和更新知识,提高对病人的护理安全质量。

5.安全管理纳入病房的目标管理

护士长采取科学管理病房的方法,进行恰当的人力资源管理,既要保证护理人员充足又要避免护士长期处于紧张、疲劳状态而发生差错事故。当使用新的医疗仪器或开展新治疗、新检查时,组织全体护士认真学习以掌握新知识、新技能。科室建立交接班前的自查制度,以便及时发现问题并纠正。

第三节　护理质量缺陷管理

随着社会经济的发展和科技的进步,以及人们法律意识的增强,人们对医院护理人员的护理质量、护理技术、护理态度提出了新的、更高的要求。实现护理质量零缺陷,减少护理纠纷的发生,是护理工作的最终目标,也是护理人员的基本职责。

一、概念

护理质量缺陷是指在护理工作中,由于各种原因导致令人不满意的现象与结果发生,或给病人造成的危害。

护理质量缺陷管理主要是通过对缺陷的控制,及时发现工作中存在的问题并加以改正和控制,使医疗护理活动中各个环节可能发生的问题降低限度,减少和杜绝差错事故的发生,为患者提供安全、有序的优质护理服务。

二、护理质量缺陷的分类

护理质量缺陷分为护理纠纷、护理差错、护理事故。

（一）护理纠纷

病人或家属对护理过程、内容、结果、收费、服务态度等不满而发生争执,或对同一护理事件护患双方对其原因及结果、处理方式或轻重程度产生分歧发生争议,统称为护理纠纷。

（二）护理差错

凡在护理工作中因责任心不强,粗心大意,不按规章制度办事,或技术水平低而发生护理过失,对病人产生直接或间接影响,但未造成病人死亡、残疾、组织器官损害等严重不良后果者,称为护理差错。

1. 一般差错

一般差错是指未对病人造成影响,或对病人有轻度影响但未造成不良后果的护理过失。

2. 严重差错

严重差错是指由于护理人员的失职行为或技术过失,给病人造成一定痛苦,延长了治疗时间。

（三）护理事故

护理事故是指在诊疗护理工作中,因医务人员诊疗护理过失,直接造成病人死亡、残疾、组织器官损伤,导致功能障碍的严重质量缺陷。根据《医疗事故处理条例》,护理事故分为四级:

1. 一级事故

造成病人死亡、重度残疾的。

2. 二级事故

造成病人中度残疾、器官组织损伤导致严重功能障碍的。

3. 三级事故

造成病人轻度残疾、器官组织损伤导致一般功能障碍的。

4. 四级事故

造成病人明显人身损害的其他后果的。

三、发生护理缺陷的常见原因

（一）管理者因素

护理管理者不重视缺陷管理,思想麻痹,对缺陷的出现缺乏客观认识,相关制度、常规缺乏或不健全,监督机制不力,要求不够,管理不严等都可能发生护理质量缺陷。

（二）护士因素

护士责任心不强,缺乏慎独精神,违犯医疗卫生管理法律、法规、部门规章和诊疗护理规范、常规,是造成护理质量缺陷的主要原因。护理人员技术不够熟练、沟通缺乏也是发生护理质量缺陷的原因之一。

（三）综合因素

护理基本设施不完善、病房布局不合理、护理工作量大、医护配合不协调是发生护理质量缺陷的客观原因。病人对护理期望值过高、护患之间缺乏沟通、病人维权意识增强也是导

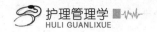

致医患关系紧张、医疗纠纷增多的原因之一。

四、管理措施

预防为主的思想是整个护理质量管理的指导思想,也是防止护理质量缺陷的关键措施。

(一)高度重视缺陷管理

护理质量缺陷的控制关键在预防。护理管理者应加强护理人员业务素质和能力的培训,重视全面的质量管理,强化护理人员工作责任心和质量意识,使每一位护理人员保持高度的责任心和警觉性,以降低护理质量缺陷。

(二)成立护理缺陷管理组织

护理部成立护理缺陷管理委员会,负责制定缺陷管理制度,监督检查缺陷管理措施,评价质量缺陷的原因和规律,防止类似事件的发生。科室成立缺陷管理小组,负责科室护理缺陷管理。

(三)建立护理缺陷管理制度

1.建立护理缺陷报告制度

发生一般护理差错,当事人应在24 h内报告护士长,必要时报告科主任、主管医生。护士长了解情况后48 h内报告科护士长,一周内填写《护理缺陷报告表》报护理部。发生(疑似)护理事故或较严重的护理纠纷时,当事人应立即报告护士长、科主任、主管医生,积极采取补救措施,同时护士长报告护理部,逾期不报者,将追究护士长和当事人的责任。

2.建立分析、讨论制度

发生缺陷3 d内病区组织召开护理缺陷讨论分析会,分析发生的原因和管理上的漏洞,制定整改措施,提出处理结果。护理部对严重问题立即进行调查、分析,查明原因后根据情况进行处理,提出防范措施,杜绝类似情况发生;对于一般问题,每月将问题汇总、分析,在护士长会议上通报;每年对年度护理安全情况进行全面汇总分析。

(四)建立护理缺陷奖惩

对护理缺陷隐匿不报的护士长,根据事件程度进行处理;对当事人隐匿不报者,一经查实,将进行严肃处理。对于一般问题由科室处理,严肃问题由护理缺陷管理委员会讨论决定。对于防止缺陷做得好的人员应给予奖励。

第四节　护理风险管理

护理风险管理水平直接关系到病人的安全,影响医院的社会效益和经济效益,影响医院功能的有效发挥,影响医院和医务人员的自身安全。

一、概念

护理风险是指病人在接受医疗护理过程中,由于风险因素直接或间接的影响导致可能发生的一切不安全事件。

护理风险管理是指对病人、医护人员、医疗护理技术、药物、环境、设备、程序等不安全因素应用护理风险管理程序的方法进行识别、评估,并采取有效措施控制的过程。

二、护理风险的类型

(一)护理人员风险

护理人员的临床经验是建立在对大量病例的直接观察和诊治的动态体会之上的,护理人员的临床经验直接影响其对病症的认知和判断力。

(二)制度常规风险

护理执业风险规章制度是在医疗执业风险法律制度的规定之下,结合护理工作的特点以及医疗机构的实际情况,由各级部门制定的防范护理风险的制度。从内容上看,护理执业风险规章制度主要有护理交接班制度、查对制度、抢救制度、科室药品设备保管制度、护理会诊制度、病房安全制度、突发事件处置制度等。

(三)基础护理技术操作风险

常见的基础护理操作风险有深静脉或动静脉穿刺失败、动静脉穿刺针孔渗血、导尿失败、误吸及窒息、护理人员技术因素、护理人员职业素养和规章制度因素、评估患者护理风险、保护性措施不到位引发的风险、胃肠减压护理风险、压疮风险等。

(四)用药管理风险

用药管理中如过期药物、外观相似的药品、药物的配伍禁忌、用药途径错误、护理人员对药品性能掌握不全、药品使用过程不当等都存在风险。

(五)院内感染风险

医院是病人密集的地方,由于病原微生物多、病人免疫力低下等,都存在医院感染的风险。

(六)输血风险

输血风险包括患者的知情权和同意权、输血前的血液标本采集、对五项检测结果的保密、血袋标本的留存、输血医疗文件的保留、输血过程的查对制度等。

(七)病区管理风险

病区管理风险包括停电和突然停电、火灾、跌倒与坠床、护理沟通因素、医护人员法律意识淡薄、侵犯患者隐私权的风险和出院指导中的护理风险等。

(八)设备设施风险

设备设施风险包括床单位及床旁设施的安全、医疗设备的安全、外出检查治疗时的安全、环境的安全等。

(九)患者护理风险

患者身份的识别,即病人信息的完整、准确,进行各项治疗护理时的核对等。异常病人的风险,如精神障碍的病人、有自杀倾向的病人、有暴力行为的病人、情绪不能控制的病人或家属等。

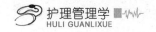

三、护理风险管理的注意问题

护理风险管理主要是前馈控制,包括安全指导、安全检查、安全教育、安全预防等。要把各种不安全因素控制在实施护理措施之前、护理技术操作之前、下次护理活动之前和消灭在本次护理过程中。

护理风险管理要增强护理人员风险和抗风险能力;重视危重病人护理,责任到人、护理措施到位、护理记录完善;有护理应急预案,人人掌握;落实不良事件登记报告制度;抓好关键环节和重点问题管理;重视节假日安全管理;严格执行各项操作规程;执行护理流程;病房尽量不存放高浓度电解质;护理标本的使用等。

四、护理风险管理的程序

(一)护理风险识别

护理风险识别是护理风险管理的基础,其主要任务是对护理服务过程中客观存在的及潜在的各种风险进行系统地识别和归类,并分析产生护理风险事故的原因。由于护理服务过程中患者的流动、设备运转、疾病的护理都是一个动态的过程,因此,风险的识别实际上也是一个动态监测过程。

常用的护理风险识别技术有三种:一是从多年积累的临床资料入手,分析和明确各类风险事件的易发部位、环节和人员等;第二是工作流程图法,包括综合流程图及高风险部分的详细流程图,由此全面分析各个环节可能发生的风险事件;第三是调查法,设计专门的调查表,调查关键人员,掌握可能发生风险事件的信息。在护理工作中,可以把后两种方法结合运用,流程图法便于直观分析、全面综合,调查法有利于了解风险之所在,并且可以补充及完善工作流程图。

(二)护理风险评估

护理风险评估是在风险识别的基础上进行定量分析和描述,通过对这些资料和数据的处理,发现可能存在的风险因素,确认风险的性质、损失程度和发生概率,为选择处理方法和正确的风险管理决策提供依据。风险评估一般运用概率论和数理统计方法来完成,其中期望值和标准差是描述某个特定风险损失概率分布特征的重要指标。一般来说,频率高、幅度小的损失标准差小;频率低、幅度大的损失标准差大。护理风险定量分析,常采用风险量化分析来评价,例如:风险的危险性 = 风险严重程度 × 风险概率。

(三)护理风险处理

护理风险的处理通过护理风险管理技术来实现。护理风险管理技术是针对经过风险识别、风险评估之后的问题采取措施,是风险管理的核心内容。管理者应从以下两方面作好准备:

1. **熟悉国家医疗法律法规的变化**

作为护理管理者,应熟悉国家医疗法律法规的变化,一方面便于在护理管理各环节进行监控,另一方面可以在思想上先行。从管理层次上督促护士加强法律法规的学习,使护士对容易造成护理风险的工作环节提高警惕,同时也以法律法规来规范自己的行为。

2.加强护理记录的管理

护理记录是发生护理纠纷时重要的法律文件,为了降低护理纠纷的发生率和经济赔偿额度,加强护理记录的管理非常重要。应经常进行护理文书书写格式、内容、要求的培训;实行护理部、病案室、科室三级管理,实施护理文书督察,对共性和重要个性问题进行汇总和分析,并作为培训素材。

(四)护理风险管理效果评价

护理风险管理效果评价是对风险管理手段的效益性和适用性进行分析、检查、评估和修正,为下一个周期提供更好的决策。判断风险管理效益的高低,主要看其能否以最小的成本取得最大的安全保障,效益比值等于因采取某项风险处理方案而减少的风险损失除以因采取某项风险处理方案所支付的各种费用。若效益比值<1,则该项风险处理方案不可取;若效益比值>1,则该项风险处理方案可取。护理风险管理效果评价就是信息反馈,如护理文书合格率是否提高、护士的法律意识和防范风险意识是否增强等,为今后的管理提供依据。采用的方法有调查问卷法、护理文书抽检、不定期组织理论考试等。

【思考与练习】10

一、思考题

1.护理安全管理包括哪些?

2.护理风险管理的程序有哪些?

二、单选题

1.某护士根据注射单给病人输液,当她在操作后核对时,发现误将邻床病人的液体输给了该病人,她立即停止输液并更换了正确的液体,未给病人造成任何不良后果。这种情况属于(　　)。

A.四级医疗事故　　　B.三级医疗事故　　　C.二级医疗事故

D.一级医疗事故　　　E.不属于医疗事故

2.新护士小李第一天值班,由于欠缺工作经验而发生了一般护理差错,她立即向病区护士长作了报告。该护士长上报科护士长的时间要求是(　　)。

A.8 h内　　　B.1 d内　　　C.2 d内

D.不超过3 d　　　E.1 周内

3.某病人,女,31 岁,甲状腺手术后。医嘱给予头孢唑啉钠静脉注射,护士行皮试阴性后,该护士遵医嘱给药,但病人突觉不适,随即发生休克。该事件属于(　　)。

A.严重的护理差错　　　B.一级医疗事故　　　C.责任心不强

D.突发意外事件　　　E.护理质量缺陷

4.护士在病房注射时,不慎将 10 床病人的维生素 B_{12} 针剂误给了 11 床病人,该护士注射完毕后立即发现了错误,该护士应该直接将此事汇报给(　　)。

A.主管医生　　　B.科护士长　　　C.病房护士长

D.护理部主任　　　E.医院值班室

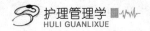

5.《医疗事故管理条例》将医疗事故分为(　　)级。

　　A. 2　　　　　　　　　B. 3　　　　　　　　　C. 4

　　D. 5　　　　　　　　　E. 6

6. 下列**不属于**用药和治疗安全管理的是(　　)。

　　A. 发药时问患者姓名　B. 术前看腕带　　　　C. 健康指导

　　D. 手术后三方签字　　E. 药品标识模糊

7. 护理管理的核心是(　　)。

　　A. 安全管理　　　　　B. 技术管理　　　　　C. 经济管理

　　D. 信息管理　　　　　E. 质量管理

8. 管理者采取各种措施减少风险事件的发生,属于风险管理的(　　)。

　　A. 风险鉴别　　　　　B. 风险评估　　　　　C. 风险控制

　　D. 风险监测　　　　　E. 风险衡量

9. 影响护理安全的因素**不包括**(　　)。

　　A. 医生因素　　　　　B. 护士因素　　　　　C. 管理因素

　　D. 病人因素　　　　　E. 环境因素

10. 护理人员因失职行为或技术过失,给病人造成一定痛苦,延长了治疗时间,属于(　　)。

　　A. 一般差错　　　　　B. 严重差错　　　　　C. 护理纠纷

　　D. 三级护理事故　　　E. 四级护理事故

第十一章　医院感染的护理管理

第一节　医院感染概述

　　医院感染已成为当代医学和医院管理学所面临的重要问题,预防和控制医院感染,贯穿于医院工作的各个环节。

一、概念

　　医院感染又称医院获得性感染,是指住院病人在医院内获得的感染。包括在住院期间发生的感染和在医院内获得出院后发生的感染,但不包括入院前已开始或入院时已存在的感染。广义的医院感染指发生在医院内的一切感染。

二、医院感染的分类

　　医院感染按其病原体的来源可分为内源性感染和外源性感染。

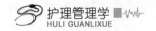

（一）内源性感染

内源性感染又称自身感染，引起这类感染的微生物来自病人体内或体表的正常菌群或条件致病菌。当病人机体免疫功能低下，以及抗生素应用等因素或因器械检查、治疗，使机体预防系统遭到破坏，导致菌群失调或使原有生态平衡失调，菌群易位，从而引发感染。例如，糖尿病酮症酸中毒、大面积烧伤病人，因机体抵抗力下降，一些机体常因致病菌或携带菌引起感染发病。

（二）外源性感染

外源性感染又称交叉感染，通常是指病原体来自病人体外，如其他病人、病原携带者，包括医院人员及探视者，以及污染的仪器、设备、血制品、病房用物及环境等。例如，由于没有严格遵守消毒隔离制度和无菌操作规程所导致的感染。这类感染通过现代的消毒、灭菌、隔离、无菌技术等措施，基本上能达到有效的预防和控制。

三、医院感染的影响因素

（一）缺乏组织保证

主要是医院感染管理组织不健全、管理人员不到位、职责不清或决策和措施无力等。

（二）管理制度不严

主要是管理人员对医院感染重要性认识不足、相关知识不够，医院缺乏各项预防感染的措施和制度。如门、急诊未建立传染病预检分诊制度；入院病人无健全的接诊时卫生处置制度；缺乏灭菌效果监测手段和制度等。

（三）医护人员对消毒隔离重视不够

原因是认识不足、相关知识不够或缺乏责任心和无菌观念，造成技术操作不正规、消毒隔离不严格、没有执行各项预防感染的措施。特别是病原微生物通过医护人员的手传播，是医院感染最主要的途径。

（四）污染物传播

传染病人排泄物、分泌物及被污染的物品随意丢弃或未经消毒处理即排出，造成交叉感染。

（五）不合理使用抗生素

如用药指征掌握不严，或者某些不应该的预防性使用抗生素，盲目选择昂贵的新的广谱抗生素药物，或者联合应用，误认为是覆盖面广、杀菌力强，从而造成其他细菌感染。

（六）侵入性操作

内镜和各种导管等医疗器械的广泛使用，易损伤人体防疫屏障，使机体抵抗力下降，引起感染。

（七）对内源性感染的预防和控制措施不够

主要是对内源性感染引起的条件控制不利。例如，某些药物的使用引起免疫功能下降；保护性隔离和选择性去污染等措施不利；滥用抗生素等。

（八）医院建筑不合理、缺乏必要设备

例如，手术室、供应室、产房等部门污染区、清洁区、无菌区布局不合理；污染和清洁路线不分；缺乏污水、污染处理条件；缺乏消毒设备等。

（九）生物媒介引起虫媒传染病

环境和室内卫生条件差，通过昆虫媒介传播疾病。

第二节　医院感染的预防与控制

医院感染的预防与控制以医院感染监测的资料为依据，以医院感染管理为手段，目的是提高医疗质量，保证患者医疗安全。

一、加强医院感染的教育和培训

通过医院感染教育和培训，使医护人员具备医院感染的相关知识，认识医院感染预防和控制的重要性，使医护人员自觉在工作的各个环节上严格把关，认真落实预防和控制措施，切实做到预防和控制感染的发生。

二、健全医院感染管理组织

各级医院必须成立医院感染管理委员会，依据有关政策法规制订全院控制医院感染的规划、管理制度并组织实施；定期召开会议专题研究，协调解决有关医院感染管理方面存在的问题。医院感染管理委员会设专职人员负责医院感染的日常工作，经省级以上行政部门指定的医院管理培训后上岗，负责全院医院感染控制工作的技术指导和管理监督。医院各科室设立由科主任、护士长及本科兼职监控医师、护士组成的医院感染控制小组，制订本科室医院感染控制方案，并组织监督和实施。

三、建立消毒隔离和传染病登记报告制度

控制传染源是防止病原微生物传播的重要途径，其技术包括工作人员的防护、器械物品的消毒使用、医疗垃圾的处理等。对可疑或已确诊的各类传染病例分别启动不同的紧急处理预案，及时进行登记和疫情上报。

四、合理使用抗生素

抗生素的滥用会导致患者体内的正常菌群失调，耐药菌株增加，感染机会增多。认真贯彻《抗生素药物合理使用指导原则》，严格掌握抗生素使用指征，合理使用抗生素是预防和控制医院感染的重要措施。

五、一次性医疗用品及消毒产品的管理

按照《医疗机构医疗器械及消毒产品管理暂行规定》进行规范处理，可以有效地控制传染源、切断传播途径，是医院感染预防和控制的重要手段。

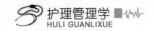

第三节　医院感染的护理管理

医院感染的预防和控制措施贯穿于临床护理的全过程,涉及护理工作的各个环节,加强医院感染的护理管理至关重要。

一、加强组织领导与健全监督检查

护理部主任(或总护士长)是医院感染管理委员会的主要成员,护理部要在医院感染管理委员会的指导下,组成由护理部主任—科护士长—病房护士长(兼职)参加的预防或控制医院感染护理系统,负责制订预防医院感染的近期、远期计划,并提出相应的具体要求,明确职责与任务,以使管理有目标、有措施、有检查标准和考核评比的依据;并通过组织定期检查、随时抽查等途径加强监控。

二、改善建筑布局与增添必要设备

在条件允许的情况下,应根据需要适当改造或改建不适于预防感染的旧建筑,增添必要的专用设备及改进护理用具。例如,手术室、烧伤病房安装空气净化装置;建立独立的传染病房;划分清洁区、半污染区、污染区;完善污物、污水无害化处理设备设施等。

三、加强教育培训与完善规章制度

通过加强医院感染培训,使全体护理人员了解预防医院感染的重要意义、具体要求、实施方法,切实预防和控制感染的发生,同时也提高自我防护意识。

四、关注高危人群与严管重点部门

住院病人免疫防御功能均存在不同程度的损伤或缺陷,但一些医院感染的高危人群和高发区,如老年病人、婴幼儿、重症病人等,需要作为重点给予特别关注和严加管理,并有针对性地采取有效措施。

五、严格病人管理与重视健康教育

管理好病房环境和病人活动秩序。例如,空气清洁,控制病人陪住率,及时发现病情变化,管理好病人不随意串病房等,是减少病人感染机会的措施之一。

六、贯彻消毒措施与控制交叉感染

贯彻消毒制度与落实消毒措施是控制交叉感染的基本手段之一。医院消毒的种类包括随时消毒、终末消毒、预防性消毒。消毒隔离的具体措施有定人负责、定期消毒、定期检查、定期检定。在实施消毒制度时应注意以下几点:

(一)定人负责

监控护士与护士长负责监督检查消毒隔离制度及无菌操作的实施。如发生感染或爆发流行,负责及时上报护理部及控制机构,并协同作好调查分析和有效控制。

(二)定期消毒

不论有无感染发生,均应按规定时间定期消毒、灭菌,一旦发生感染还应增加次数。除定期消毒的用具外,某些物品还必须做好随时消毒、预防性消毒、终末消毒。例如,餐具应每餐消毒,便器一用一消毒,患者床单每日消毒清洁,被、褥、枕、床垫终末消毒等。

七、构建医院与科室感染监测和监控网络

医院感染监测和监控三级网络由医院感染管理委员会成员、医务科、护理部和各临床科室组成,对整个医院的分布情况、发生率、诱发因素进行全面系统的调查分析,从而发现问题,提出防范措施。科室监控是医院感染三级管理网络中的基础,处在预防医院感染的第一线,护士是预防和控制医院感染的主力军。

【思考与练习】11

一、思考题

1.哪些情况属于医院感染?

2.如何预防和控制医院感染的发生?

二、单选题

1.以下有关医院感染特征叙述正确的是(　　)。

　　A.患者出院后发病的感染不属于医院感染范畴

　　B.只要是在住院期间出现感染症状的就属于医院感染

　　C.护士是医院感染的主要对象

　　D.只有患者在医院发生的感染

　　E.是患者在住院内获得的感染,包括住院期间发生的和住院期间获得而出院后出现症状的感染

2.有关内源性和外源性感染的陈述,以下正确的是(　　)。

　　A.使用消毒、灭菌等技术不能有效控制外源性感染

　　B.内源性感染是由于自身病原体的侵袭而发生的

　　C.住院时大量应用抗生素可以有效地预防内源性感染

　　D.外源性感染难以预防

　　E.即使在患者健康状况良好时也可发生内源性感染

3.引起医院内感染的主要因素**错误的**是(　　)。

　　A.医院管理制度不完善　　　　　　B.各种侵入性诊疗手段增多

　　C.大量新型抗生素的开发和使用　　D.疾病谱的改变

　　E.易感人群增多

4.某医院为降低医院内感染发生率,采取的下列措施中哪项不妥?(　　)

　　A.加强组织管理,提高医护人员认识　　B.健全各种制度,加强检查

　　C.预防性使用广谱抗生素　　　　　　　D.严格消毒灭菌措施

E. 建立现代化供应室

5. 医院感染主要发生在(　　)。

    A. 门诊急诊病人　　　　　　　　B. 陪护人员　　　　　　C. 医务人员

    D. 住院病人　　　　　　　　　　E. 志愿者

6. 发生医院内尿路感染最常见的诱因是(　　)。

    A. 长期卧床　　　　　　　　　　B. 留置导尿管　　　　　C. 膀胱定时冲洗

    D. 膀胱内注射　　　　　　　　　E. 膀胱按需冲洗

7. 关于医院感染的概念**错误的**是(　　)。

    A. 入院时处于潜伏期的感染不是医院感染

    B. 医院感染是指在医院获得的感染

    C. 慢性感染急性发作是医院感染

    D. 与上次住院有关的感染是医院感染

    E. 婴幼儿经胎盘获得的感染不是医院感染

8. 医院感染按其病原体的来源可分为(　　)。

    A. 外源性医院感染　　　　　　　B. 内源性医院感染

    C. 外源性医院感染和内源性医院感染　　D. 交叉感染

    E. 获得性感染

9. 目前国内医院感染最常发生的部位是(　　)。

    A. 泌尿道　　　　　　　　　　　B. 外科切口　　　　　　C. 血液

    D. 下呼吸道　　　　　　　　　　E. 胃肠道

10. 有关医院感染预防与控制的概念**错误的**是(　　)。

    A. 外源性感染是可以预防的

    B. 洗手是预防医院感染的重要措施

    C. 做好消毒隔离就可以杜绝医院感染的发生

    D. 内源性感染是难以预防的

    E. 滥用抗生素药可以导致二重感染

【思考与练习】参考答案

【思考与练习】1

1. E　2. C　3. A　4. D　5. A　6. C　7. A　8. A　9. C　10. C

【思考与练习】2

1. A　2. E　3. B　4. C　5. C　6. B　7. B　8. A　9. C　10. A

【思考与练习】3

1. D　2. C　3. D　4. D　5. E　6. D　7. B　8. A　9. B　10. C

【思考与练习】4

1. C　2. C　3. B　4. C　5. C　6. D　7. A　8. C　9. A　10. A

【思考与练习】5

1. B　2. A　3. E　4. D　5. A　6. C　7. B　8. E　9. D　10. A

【思考与练习】6

1. A　2. D　3. A　4. C　5. C　6. A　7. D　8. E　9. E　10. B

【思考与练习】7

1. D　2. C　3. D　4. E　5. D　6. B　7. B　8. A　9. B　10. B

【思考与练习】8

1. B　2. C　3. D　4. D　5. C　6. A　7. C　8. D　9. A　10. E

【思考与练习】9

1. B　2. B　3. D　4. B　5. B　6. A　7. E　8. C　9. E　10. D

【思考与练习】10

1. E　2. C　3. D　4. C　5. C　6. E　7. E　8. C　9. A　10. B

【思考与练习】11

1. E　2. B　3. D　4. C　5. D　6. B　7. C　8. C　9. D　10. C

附录 《护理管理学》教学大纲

一、课程任务

《护理管理学》是一些中职护理专业新开设的一门课程。主要研究护理管理现象和规律,通过计划、组织、领导、控制等管理职能,对护理工作实施科学管理。本课程主要任务是帮助学生了解管理的理论基础和方法,了解护理管理的组织结构、特点和任务;使学生基本掌握管理职能,并运用科学的管理思维方式指导护理管理工作,能够运用管理基本理论和技能解决护理管理的实际问题。

二、课程目标

(1)态度目标　培养学生严谨、求实的科学作风,培养学生热爱护理专业、主动分析护理管理问题的工作热情。

(2)知识目标　使学生了解医院护理部及病区护理管理;熟悉医院中的护理组织系统,能借鉴管理学理论知识,结合管理职能指导护理管理工作。

(3)技能目标　培养学生的管理意识与初步分析问题和解决问题的能力,为今后进行科学护理管理工作打下良好基础。

三、教学参考学时

教学内容	总学时	理　论	实　践
第一章　绪论	2	2	—
第二章　管理理论的发展	2	2	—
第三章　计划	4	2	2
第四章　组织	6	4	2
第五章　护理人力资源管理	2	2	—
第六章　领导	2	2	—
第七章　激励与沟通	2	2	—
第八章　控制	2	2	—
第九章　护理质量管理	4	2	2

续表

教学内容	总学时	理 论	实 践
第十章 护理安全管理	2	2	—
第十一章 医院感染的护理管理	自学	—	—
机 动	2	2	—
合 计	30	24	6

四、教学内容和要求

章 节	教学内容	教学要求	教学活动要求	参考学时 理论	参考学时 实践
第一章 绪论	第一节 管理 一、概念 二、管理的基本特征 三、管理的对象 四、管理的方法 五、管理的职能 六、管理的基本原理与原则 第二节 管理学 一、概念 二、管理学的研究对象及内容 第三节 护理管理学 一、概念 二、护理管理学的特点 三、护理管理学的重要性 四、护理管理学的研究方法	 掌握 熟悉 掌握 熟悉 掌握 熟悉 了解 了解 熟悉 熟悉 熟悉 熟悉	讲授 案例分析 讨论	2	
第二章 管理理论的发展	第一节 古典管理理论 一、泰勒的科学管理理论 二、法约尔的管理过程理论 三、韦伯的行政组织理论 第二节 行为科学管理理论 一、人际关系学 二、人性管理理论 第三节 现代管理理论 一、管理过程学派 二、行为科学学派 三、权变理论学派 四、管理科学学派 五、经验管理学派	 熟悉 熟悉 熟悉 熟悉 熟悉 了解 了解 了解 了解 了解	讲授 案例分析 讨论	2	

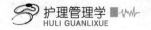

续表

章　节	教学内容		教学要求	教学活动要求	参考学时	
					理论	实践
第三章 计划	第一节　计划概述			讲授 案例分析 讨论	2	2
		一、概念	熟悉			
		二、计划的类型	熟悉			
		三、计划工作的原则	了解			
		四、计划的步骤	熟悉			
	第二节　目标管理					
		一、概念	掌握			
		二、目标管理的步骤	熟悉			
		三、目标管理的优缺点	熟悉			
	第三节　时间管理					
		一、概念	掌握			
		二、ABC 时间管理法	掌握			
第四章 组织	第一节　组织概述			讲授 案例分析 讨论	4	2
		一、概念	了解			
		二、组织的分类	掌握			
	第二节　组织结构					
		一、概念	掌握			
		二、组织结构的类型	掌握			
	第三节　组织设计					
		一、概念	了解			
		二、组织设计的内容	了解			
		三、组织设计应遵循的原则	掌握			
	第四节　护理组织文化					
		一、概念	了解			
		二、护理组织文化的内容	了解			
		三、护理组织文化的建设	了解			
	第五节　我国卫生组织系统					
		一、卫生组织系统的分类及任务	熟悉			
		二、医院组织系统	熟悉			
		三、护理管理组织系统	熟悉			
第五章 护理人力资源管理	第一节　护理人员的编配			讲授 案例分析 讨论	2	
		一、护理人员编配的原则	掌握			
		二、护理人员编配的制定标准	熟悉			
		三、护理人员编配的方法	熟悉			
	第二节　护理人员的分工与排班					
		一、护理人员的分工	了解			
		二、护理人员的排班	掌握			

续表

章　节	教学内容		教学要求	教学活动要求	参考学时	
					理论	实践
	第三节　护理人员的培训					
		一、护理人员培训的基本原则	了解			
		二、护理人员培训的内容	了解			
		三、护理人员培训的方法	了解			
第六章 领导	第一节　领导概述					
		一、概念	了解			
		二、领导的影响力	掌握			
		三、领导者的基本素质要求	掌握			
	第二节　领导理论					
		一、性格理论	熟悉			
		二、行为方式理论	熟悉	讲授 案例分析 讨论	2	
		三、权变理论	熟悉			
	第三节　领导艺术					
		一、领导艺术的主要范畴	了解			
		二、授权艺术	了解			
		三、创新艺术	了解			
	第四节　护士长角色与职责					
		一、护士长角色	了解			
		二、护士长职责	熟悉			
第七章 激励与沟通	第一节　激励					
		一、激励概述	掌握			
		二、激励理论	掌握			
	第二节　沟通			讲授 案例分析 讨论	2	
		一、概念	熟悉			
		二、沟通的类型	熟悉			
		三、沟通的过程	熟悉			
		四、有效沟通的原则	熟悉			
		五、有效沟通的策略和技巧	掌握			
第八章 控制	第一节　控制概述					
		一、概念	掌握			
		二、控制的功能	熟悉	讲授 案例分析 讨论	2	
		三、控制的重要性	了解			
	第二节　控制的类型					
		一、前馈控制	熟悉			
		二、同期控制	熟悉			
		三、反馈控制	熟悉			

续表

章　节	教学内容		教学要求	教学活动要求	参考学时	
					理论	实践
	第三节	控制过程				
		一、确定标准	掌握			
		二、衡量成效	掌握			
		三、纠正偏差	掌握			
	第四节	控制方法				
		一、行为控制法	了解			
		二、组织文化与团体控制法	了解			
第九章 护理质量管理	第一节	护理质量管理概述				
		一、概念	了解			
		二、护理质量管理的特点	了解			
	第二节	护理质量管理的方法与技术		讲授 案例分析 讨论	2	2
		一、质量管理的基本方法——PDCA 循环法	掌握			
		二、护理质量标准化管理法	了解			
	第三节	护理质量评价				
		一、概念	了解			
		二、护理质量评价的原则	了解			
		二、护理质量评价的内容及方法	了解			
第十章 护理安全管理	第一节	法学与护理管理				
		一、相关的卫生、护理法规	了解			
		二、护理工作中潜在的法规问题	熟悉			
		三、用法规范护理行为	熟悉			
	第二节	护理安全管理				
		一、概念	熟悉			
		二、护理安全重要性	了解			
		三、影响护理安全的因素	了解			
		四、护理安全管理策略	掌握	讲授 案例分析 讨论	2	2
	第三节	护理质量缺陷管理				
		一、概念	掌握			
		二、护理质量缺陷的分类	了解			
		三、发生护理缺陷的常见原因	熟悉			
		四、管理措施	掌握			
	第四节	护理风险管理				
		一、概念	了解			
		二、护理风险的类型	了解			
		三、护理风险管理的注意问题	了解			
		四、护理风险管理的程序	了解			

章　节	教学内容	教学要求	教学活动要求	参考学时	
				理论	实践
第十一章 医院感染的 护理管理	第一节　医院感染概述				
	一、概念	熟悉			
	二、医院感染的分类	了解			
	三、医院感染的影响因素	熟悉			
	第二节　医院感染的预防与控制				
	一、加强医院感染的教育和培训	熟悉			
	二、健全医院感染管理组织	熟悉			
	三、建立消毒隔离和传染病登 记报告制度	熟悉			
	四、合理使用抗生素	熟悉			
	五、一次性医疗用品及消毒产 品的管理	熟悉			
	第三节　医院感染的护理管理				
	一、加强组织领导与健全监督 检查	了解	自学		
	二、改善建筑布局与增添必要 设备	了解			
	三、加强教育培训与完善规章 制度	了解			
	四、关注高危人群与严管重点 部门	了解			
	五、严格病人管理与重视健康 教育	了解			
	六、贯彻消毒措施与控制交叉 感染	了解			
	七、构建医院与科室感染监测 和监控网络	了解			

参考文献

［1］宫玉花.护理管理学［M］.4版.北京:北京大学医学出版社,2008.

［2］殷翠.护理管理与科研基础学习指导及习题集［M］.北京:人民卫生出版社,2011.

［3］北京大学医学部专家组.2013年全国护士执业资格考试应试指南［M］.北京:北京大学医学出版社,2012.

［4］护士执业资格考试研究专家组.2013年护士执业资格考试通关必做2000题［M］.北京:中国医药科技出版社,2012.

［5］李继平.护理管理学［M］.2版.北京:人民卫生出版社,2006.

［6］蒋永忠,张颖.管理学基础［M］.大连:东北财经大学出版社,2006.

［7］张培郡.现代护理管理学［M］.3版.北京:北京医科大学出版社,2005.

［8］全国护士执业资格考试用书编写委员会.2013全国护士执业资格考试指导同步练习题集［M］.北京:人民卫生出版社,2012.

［9］姜丽萍.护理管理学［M］.北京:清华大学出版社,2006.

［10］杨英华.护理管理学［M］.北京:人民卫生出版社,1999.

［11］沈远平,陈玉兵.现代医院人力资源管理［M］.北京:社会科学文献出版社,2006.

［12］尤利群.现代管理学［M］.浙江:浙江大学出版社,2003.

［13］叶文琴.现代医院护理管理学［M］.上海:复旦大学出版社,2005.

［14］李燕平.人力资源管理［M］.武汉:武汉大学出版社,2002.

［15］龙霖.护理学基础［M］.北京:人民军医出版社,2010.

［16］王惠珍.护理管理学［M］.北京:人民军医出版社,2007.

［17］娄凤兰.护理管理学［M］.北京:人民军医出版社,2004.

［18］李晓松.护理学基础［M］.北京:人民卫生出版社,2002.

［19］刘化侠,殷翠.护理管理学［M］.北京:人民卫生出版社,2004.

［20］段万春.组织行为学［M］.重庆:重庆大学出版社,2003.

［21］汤发良.管理学原理［M］.广州:广东高等教育出版社,2005.

［22］张亮,王明旭.管理学基础［M］.北京:人民卫生出版社,2005.

［23］周意丹.护理管理学［M］.北京:中国科技出版社,2008.

［24］李秋洁.护理管理学［M］.北京:人民卫生出版社,2003.

［25］郭京丽,宋丽华.护理管理学［M］.吉林:吉林人民出版社,2005.

［26］张德.现代管理学［M］.北京:清华大学出版社,2007.

［27］李国安.护理管理学［M］.郑州:郑州大学出版社,2012.

［28］周比文.2004年全国WBA联考管理考试应试对策与模拟试题［M］.北京:人民邮

电出版社,2003.

［29］王春梅.护理学基础［M］.北京:清华大学出版社,2007.

［30］朱春梅,王素珍.护理管理学［M］.上海:第二军医大学出版社,2010.

［31］李家玫.护理管理对医院感染控制的作用及意义探讨［J］.中国伤残医学,2013,12（3）:206-207.

［32］陈天艳,赵佛容.人力资源管理在护理管理中的应用［J］.护理管理学杂志,2005,5（10）:34-35.